免疫力的預防與健康管理

IMMUNITY

身體保衛隊之免疫系統

- ☑ 初識你的免疫力狀態
- ☑ 免疫系統保衛總動員
- ☑ 日常生活增添免疫力
- ☑ 聰明吃出完美免疫力

◎醫學菁英社／編著

U0069756

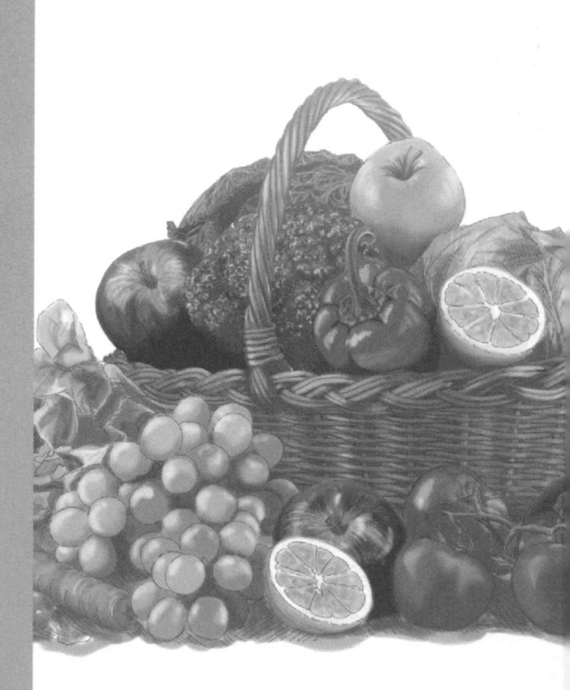

編輯室報告

提供健康知識，讓您做好健康管理。

首先你要先知道現代人免疫力失調的問題越來越嚴重，也越來越普遍，主要跟現代人的生活有關，由於普遍忙碌，講求效率，從飲食、運動到各方面的生活作息都亂了調，食物過度精緻化、營養失調或過剩，室內運動取代戶外活動，睡眠不足或不佳等等，皆與大自然運作相違背，免疫力怎麼會好呢？

免疫力的過與不及都會可能致病，因此，維持平衡對身體健康來說就是最佳狀態，千萬別一昧的增強補身、強化免疫力，而讓原本增進健康的美意變了調。

本書提供您認識免疫力、有效預防、飲食原則三大重點，循序漸進的剖析免疫力問題，讓您更加了解免疫力。

EDITOR'S REPORT 編輯室報告

相信您一定想要做好預防勝於治療，良好的健康管理就是身體護理的唯一準則，秉持著專業、歸納解答、範例剖析、飲食建議等等，讓您有效預防及增強自我健康管理，針對正確觀念、預防調養、積極態度三大觀點來讓本書更加易懂實用，讓我們一同來認識免疫力的預防與健康管理吧。

免疫下滑，疾病上身

提到免疫力，大家馬上想到就是感冒，因為多數人認為免疫力較佳，就不容易感冒，但是跟免疫力有關的疾病其實很多，過敏相關疾病就是免疫失調的重要例子。近年來環境污染格外嚴重，還有食品添加物的氾濫，已經造成人體免疫力失調，因此一到中年，許多免疫相關疾病紛紛上身，讓人苦惱萬分。

免疫力其實是一個動態平衡，過猶不及其實都不是好事。要提升免疫力，比較建議平日應多吃富含植化素的蔬菜水果，尤其是深色的種類。另一方面，攝取優質的蛋白質也非常重要，包括蛋、豆、魚肉類等食物，而素食者應多吃燕麥及堅果雜糧，以彌補微量元素的不足。

對於早上無法攝取蔬果的人，則應注意如何攝取一些纖維，包含打一杯留下纖維的蔬果汁或泡一杯綜合性的蔬果酵素粉，其實都是不錯的選擇，不過須注意綜合性的蔬果酵素粉的製程是否採用冷凍乾燥的方式，才不會造成營養素的大量流失。術後或癌症復原期的病患，由於多半食欲不佳，可考慮採用胺基酸補充劑，來提升免疫力，不過當您想要使用這些補充劑時，需要透過專業的諮詢，而這些建議和方式也都會在書中一一呈現。

有關過敏相關疾病，一直是許多人困擾的問題，包括氣喘、過敏性鼻炎、異位性皮膚炎、類風濕關節炎等，在書中將有詳細的介紹，對於多數人的常見的疑問，在書中也特別說明，希望藉由此書，讓讀者能儘快解決心中的困惑。

許多朋友常會聽到許多食療和保健食品，但是很多來源沒有憑據，所以必須透過正確的訊息，才能真正找到安全、有效的食療和保健產品，如此才能真正調整免疫力，而這些相關訊息，將一一整理在本書中，讓讀者可以很快找到自己的需求，重新打造提升免疫力的最佳飲食計畫，也希望相信透過本書的引領，讓您變成親友心目中的「健康達人」。

長庚技術學院疾病營養學講師
蕭千祐

Contents

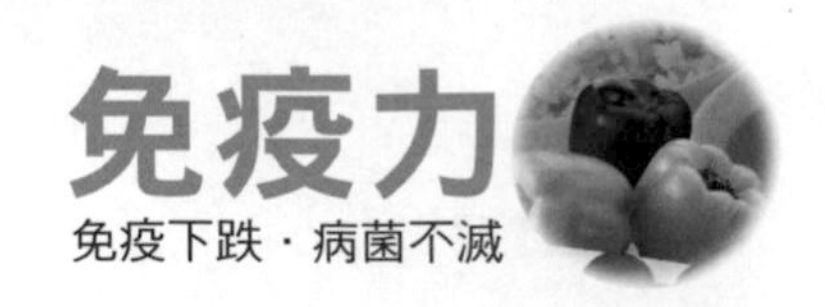
免疫力
免疫下跌・病菌不滅

CONTENTS 目錄

免疫力常見的101個關鍵問題 125

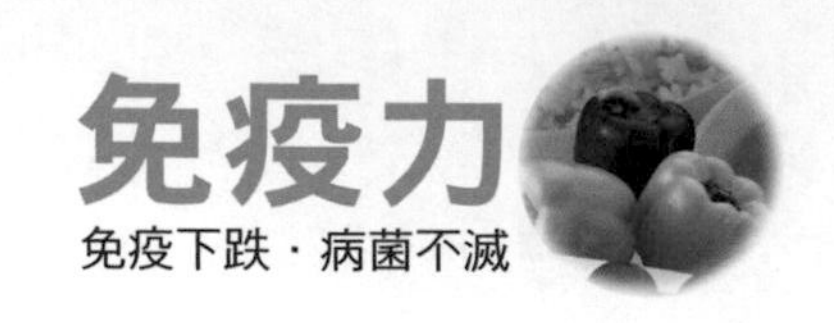

◆日常生活增免疫 134

CONTENTS 目錄

◆免疫力飲食警戒區 142

◆免疫力飲食安全區 147

免疫力

免疫下跌・病菌不滅

CONTENTS 目錄

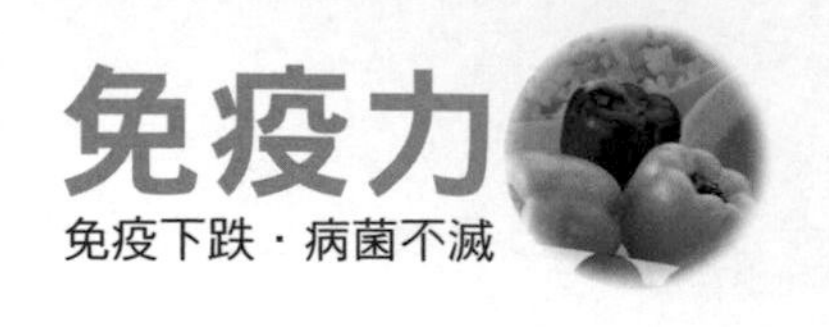

免疫力

免疫下跌．病菌不滅

CONTENTS 目錄

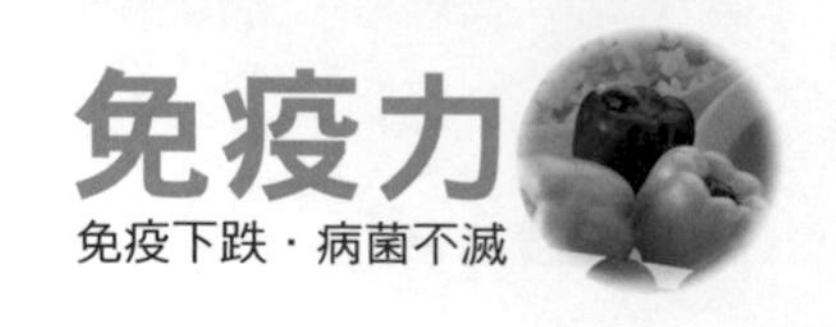
免疫力
免疫下跌・病菌不滅

CONTENTS 目錄

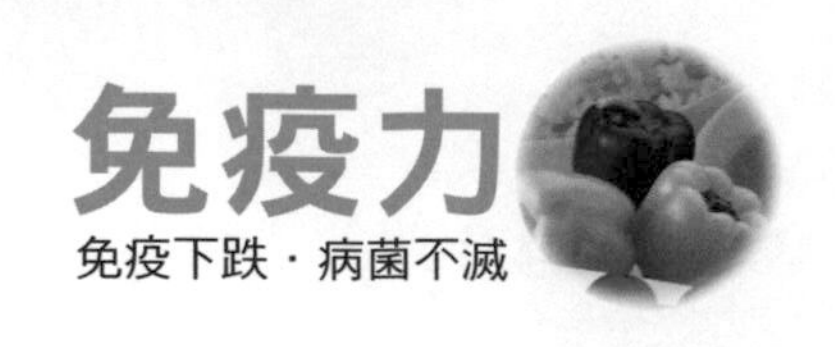

APPENDIX

附錄

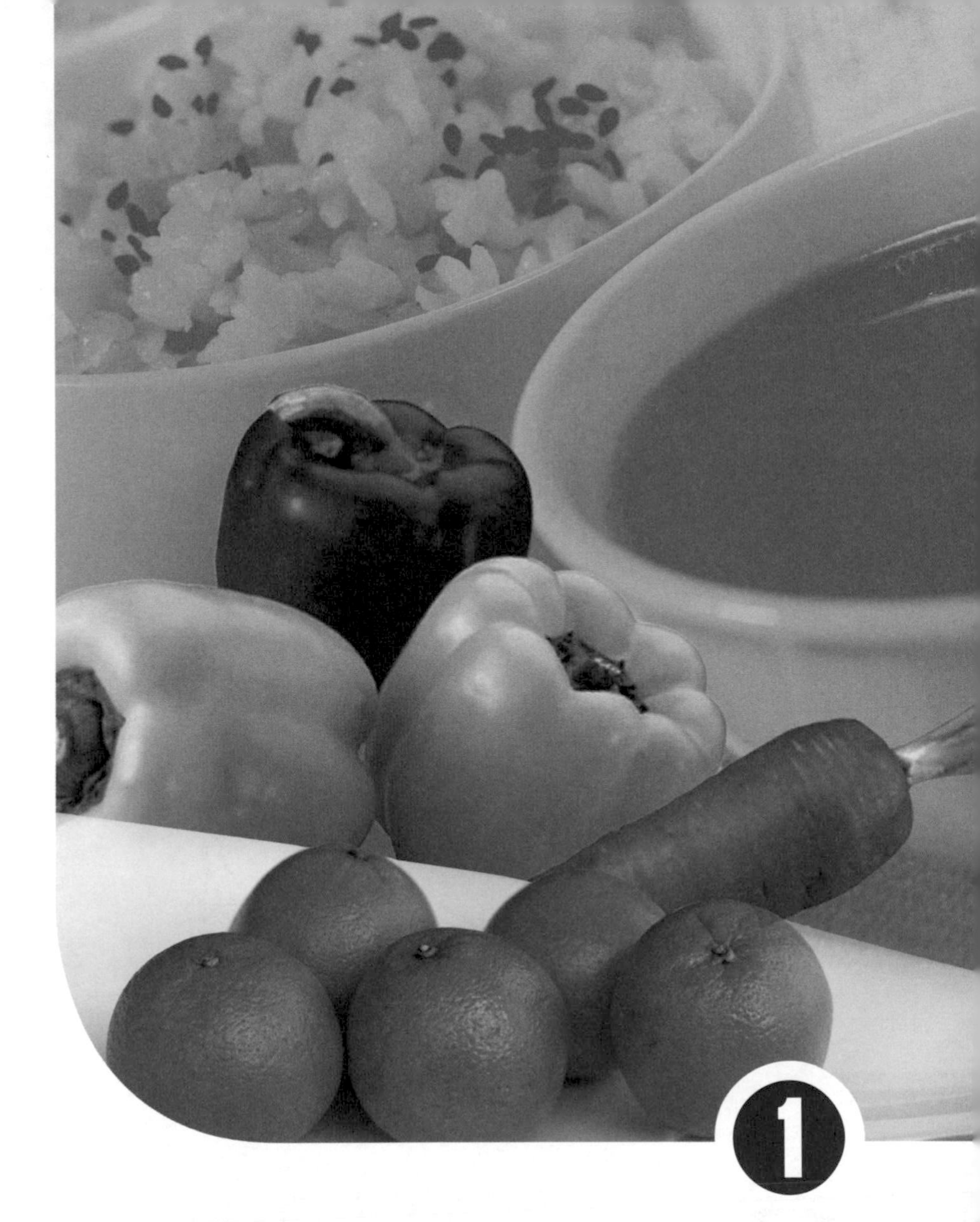

1

CHAPTER

初識你的免疫力

免疫力三個字人人都會說，也似乎都認識，那麼，你可認識自己的免疫保衛隊？知道自己的免疫力狀態嗎？

◆免疫力檢測——你的免疫力失調嗎？

你的免疫力是閃著安全綠燈？還是已經亮紅燈？自身的免疫功能是強是弱，你知道嗎？在談免疫力之前，先來檢測一下自己的免疫力情況。

✦檢測說明

請根據你自身的情況，在下面的□中填入A、B、C：

A代表所描述的情況完全或大部分符合。

B代表有時候符合。

C表示幾乎或完全不符合。

✦檢測結果　看看你的免疫力是亮紅燈，還是安全綠燈？

■ 80～100分：恭喜你擁有平衡的免疫系統，可以充分發揮身體防護罩的功能，幫你抵擋疾病，保有健康。但要注意，平衡並非永恆，而是需要持續維持的狀態喔！

■ 60～80分：免疫機能稍遜，但也稱不上有什麼大問題，只要稍做一些調整，就能讓你的免疫力晉級為良好的平衡狀態。

■ 60分以下：喔哦！你的免疫力亮紅燈囉！分數愈低愈要警戒，目前也許疾病還沒找上你，不過一旦遇到某種感染性疾病大流行時，你極有可能是首當其衝的受害者。

心理檢測	身體檢測
□不習慣在別人面前表現情緒，經常面無表情。 □常感焦躁不安。 □常有悲觀的想法，覺得未來無望。 □很久沒有發自內心的笑過。 □不喜與人交際往來。 □常認為自己不如別人。 □小事情常掛在心上。 □壓力過大。 □常感寂寞或無聊。 □近來人生遭逢重大變故，如親人過世或離異。	□容易感到疲倦。 □怎麼休息都覺得不夠。 □常常頭暈或偏頭痛。 □喉嚨常有痰。 □有口臭。 □時常感到胸悶，呼吸困難。 □盡力吐氣，吐氣時間明顯短促。 □常感腹脹不舒服。 □皮膚粗糙。 □已經脫離青春期了，痘痘還冒個不停。 □體溫較低，容易手腳冰冷。 □四肢容易痠麻。 □經常腰酸背痛。 □排尿困難。 □慣性便秘。 □糞便又黏又臭，臭氣薰天。 □感冒不斷。 □感冒通常都會拖很久才好。 □有過敏體質。 □身上的傷口往往不易癒合。
心 理 檢 測 小計 分	身 體 檢 測 小計 分
分	

A 為 0 分，B 得 1 分，C 得 2 分

飲食檢測	生活檢測
□經常吃飽飽立刻睡覺。 □對食物的好惡分明，很偏食。 □吃東西速度很快。 □健康食物有吃到就好。 □常吃零食、甜點或油炸物。 □不吃早餐。 □飲料當水喝。 □外食的比率大於在家用餐。 □無肉不歡，蔬果則敬而遠之。 □吃同樣的食物，別人沒事，自己卻經常拉肚子。	□生活作息不規律，經常熬夜。 □有工作狂之稱，加班加得兇。 □開燈睡覺。 □即使疲倦也不休息，經常硬撐。 □不常運動。 □最愛「宅」在沙發，邊吃零食，邊看電視。 □每天吃一堆保健食品。 □愛灌酒或酗酒。 □有抽菸習慣。 □愛嚼檳榔。
飲食檢測 小計 分	生活檢測 小計 分
總計	

免疫力

免疫下跌．病菌不滅

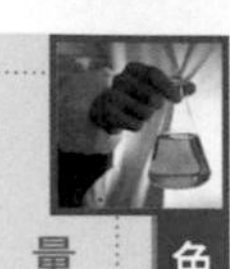

免疫力小常識

量體溫可以測知免疫力

＊舌下36.5～36.8℃，腋下約36.5℃，後者低於36℃，通常免疫力較低下。舌下的溫度比腋下更接近體內的內臟等身體核心溫度，誤差也較小，而腋下量測的體溫，有時會因為夾測體溫計的方式不同，量測的體溫也會有所出入，誤差較大。

◆什麼是免疫力？

自從SARS爆發，引起極大的恐慌之後，然後陸續又爆發禽流感、腸病毒……這類無藥可醫、讓醫生束手無策的疾病愈來愈多，「免疫力」愈來愈受到重視。

有人視免疫力為人體最佳的防護罩，也有人視免疫力的效力更甚於醫藥，究竟什麼是免疫力呢？

✦免疫系統猶如身體保衛隊

免疫系統猶如身體的保衛隊，在體內偵測著，一旦發現外來入侵的細菌，或是體內出現不認識的異物時，就會出動保衛部隊作戰，透過抵抗、破壞、消滅等方式來保護身體，捍衛健康。

✧免疫力的產生

免疫力有分先天與後天而來的，先天又稱非特異性免疫，藉由皮膚、黏膜、吞噬細胞等的作用，來防止細菌、病毒等異物入侵；而後天則是身體針對入侵體內的細菌、病毒產生抗體，以便下次遇到時，身體能快速反應，啟動免疫系統應戰。

後天性免疫力的產生，又分為感染疾病後獲得的，如麻疹、天花，以及施打疫苗所產生，如流感疫苗。

免疫力小常識

非特異性免疫

＊顧名思義也就是非針對某一種特殊入侵的病毒、細菌所產生，透過皮膚、黏膜、唾液與胃液等消化液、干擾素、巨噬細胞、自然殺手細胞等，阻擋異物的入侵，可清除體內的外來病菌與變異組織，但也因為「非特異性」，常有敵我同歸於盡的情況發生。

免疫力

免疫下跌・病菌不滅

✦免疫力變奏曲

免疫力失調的問題愈來愈嚴重，也愈來愈普遍，主要跟現代人的生活有關，由於普遍忙碌，講求效率，從飲食、運動到各方面的生活作息都亂了調，食物過度精緻化、營養失調或過剩，在封閉的健身房運動，或其他大量室內運動取代戶外活動，睡眠不足或品質不佳、加班、挑燈夜戰等等，皆與與大自然的運作相違背，免疫力怎麼可能好呢？

愈來愈多人動不動就感冒，輕易地「跟流行」感染流行性疾病，極可能就是免疫力低下惹的禍，造成對許多疾病病毒的抵抗力變弱，這時候我們都知道要增強免疫力，但是免疫力過強也不妙，有爆發紅斑性狼瘡、類風濕性關節炎等自體免疫疾病、過敏的疑慮。

免疫力的過與不及都可能致病，因此，維持平衡對身體健康來說，就是最佳狀態，千萬別一味的增強補身、強化免疫力，而讓原本增進健康的美意變了調。

病例

張姓少婦剛剛順利生產完，在坐月子期間罹患感冒，有咳嗽、流鼻水症狀，初時只當作小感冒，沒想到幾天後出現呼吸困難、意識不清的現象，趕緊送醫急救，但病情迅速惡化，沒多久就因多重器官衰竭死亡，推論可能與懷孕生產時免疫系統改變有關。

✦免疫力實況

其實，國內缺乏免疫力的調查，無法確實得知國人的免疫力情況，不過，從以下的幾個數字，可以略窺一二。

- 在台灣，每一百人就有十五至二十九人罹患過敏性鼻炎。
- 台灣平均每十萬人就有五點九人罹患氣喘，盛行率與發生率在二十年間成長十倍之多，全球則約有一億五千萬的氣喘人口。
- 台灣十二歲以下兒童，平均每十人就有一人罹患異位性皮膚炎。
- 台灣平均每千人就有四人罹患類風濕性關節炎，美國平均每千人就有三至十五人罹患。
- 台灣每萬人就有四點一人罹患紅斑性狼瘡。
- 癌症蟬連台灣十大死因首位已二十多年，平均每四個死亡人口就有一人死於癌症，平均每九分鐘就有一人被「宣判」罹患癌症。
- 罹患感冒的機率更高，平均每年兒童罹患三至八次，成人罹患感冒次數約為兒童的一半。

這樣看下來，你說現代人的免疫力好不好呢？

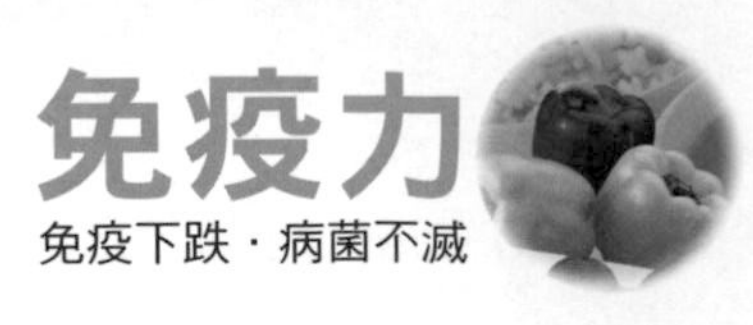

◆各年齡層的免疫力狀態

隨著我們的年齡增長，身體的免疫保衛隊也會有所變化，每個年齡層分別有各自的普遍容易遭遇的免疫問題。

✦嬰幼兒的免疫力

嬰兒剛出生來到這個世界上，一切的身體器官、機能都才剛要開始發育，此時當然沒有自身的免疫系統可以發揮保護功能，所幸嬰兒的體內擁有一種從母體中獲得的獨特免疫球蛋白，使其打從出生、自身免疫系統尚未建立時，就能獲得保護，成長到六個約大時，這種免疫酵素就會逐漸消退，改由嬰兒自身開始建立的免疫防護系統來發揮作用，同時也透過接種疫苗，幫助抵抗疾病。

免疫力危機

嬰幼兒身體各方面的發育才起步，免疫力不足，容易感染感冒、氣喘、過敏性鼻炎、肺炎、腸胃炎、腸病毒等種種疾病，且細菌、病毒容易直接對調控體溫的中樞造成影響，而引起發燒症狀，所以常會發生嬰幼兒動不動就發燒的問題。

有一個數據恐怕會讓身為新生寶寶的父母親焦慮——平均每三個寶寶，就有一個是過敏兒。而母乳成分不但低過敏性，更含有許多免疫力成分，是嬰幼兒最佳的免疫食品。

✦青少年的免疫力

十幾二十歲之間的青少年期，免疫系統從增生邁入成熟，如胸腺的發育成熟，免疫力達到高峰，擁有最強大的身體保衛能力。

免疫力危機

正值成長發育時期的青少年，最需要大量的營養，這時若營養攝取不足或不均，就容易造成免疫力失調的危機，像臉色蒼白、容易感冒，特別是少女，若是一副弱不經風

免疫力小常識

疫苗怎麼來？

*疫苗是根據免疫記憶的特性所研發出來的，它利用已死亡或致病力衰弱的病毒或細菌，刺激人體的免疫系統產生抗體，來辨識並對抗致病力強大的病毒或細菌，如流感疫苗、小兒麻痺疫苗等。

的「林黛玉」模樣，別得意像故事裡的女主角，真的風來就倒、時時病懨懨，就知道痛苦了。

這年紀的青少年多半不喜吃正餐，愛吃油炸食物、零食、可樂、汽水、飲料，而且有偏食情況者不在少數，長期下來，免疫機能無法獲得運作所需的營養，免疫系統自然衰弱，免疫功能無法完全發揮，抗體減少，而病毒、細菌入侵成功的機率大幅增加，這也是為什麼偏食、營養不良的人容易感冒的原因。

✦成年人的免疫力

二十歲以後，胸腺、淋巴結、扁桃腺等這些製造免疫細胞的器官會逐漸縮小，使製造免疫細胞的能力開始減弱，若是在嬰幼兒、青少年時期所儲備的免疫力充足，就能在成年期有足夠的保衛能力，不易被疾病擊潰。

免疫力危機

別以為此階段外表看來身強體健就代表免疫力好，若是不愛惜身體，經常生活作息亂糟糟、睡眠不足、飲食不正常、極度偏食、壓力大、不運動、應酬酗酒、菸不離手、環境汙染……一堆生活壞習慣日積月累之下，當心免疫機能快速衰退，不但感染性疾病如SARS、流行性感冒、禽流感等，容易頻頻找上門，許多老年疾病也會提早來報到。

✦老年人的免疫力

此時期免疫力開始快速衰退，甚至某些免疫激素停止分泌，但也不必灰心，此時藉由均衡的飲食與規律的生活作息等，還是可以延緩免疫機能衰退的速度，就怕以放棄的心態，什麼都不做，免疫力當然江河日下、一瀉千里了。

免疫力危機

如果年輕時儲備的免疫力不夠，這時就容易生一堆老年病痛，成天這裡痛，那裡痛，也比較「跟得上流行」，人家感冒，他也感冒，感染流行性疾病的中獎率很高。除了免疫力低下的問題外，隨著年齡的成熟，各機體器官衰老，免疫機能也難脫退化之苦，更有免疫機能紊亂，發生自體免疫疾病的疑慮。而且，一輩子的生活壞習慣，所累積的苦果往往到老年時，如骨牌效應一一爆發。

病例

六十八歲的羅老先生自從退休後，整天不是躺在床上就是賴在沙發上看電視、報紙，躺著躺著躺出問題來，三天兩頭感冒，常覺得這裡痛那裡疼，去醫院檢查才發現一堆項目亮紅燈，免疫力衰退。

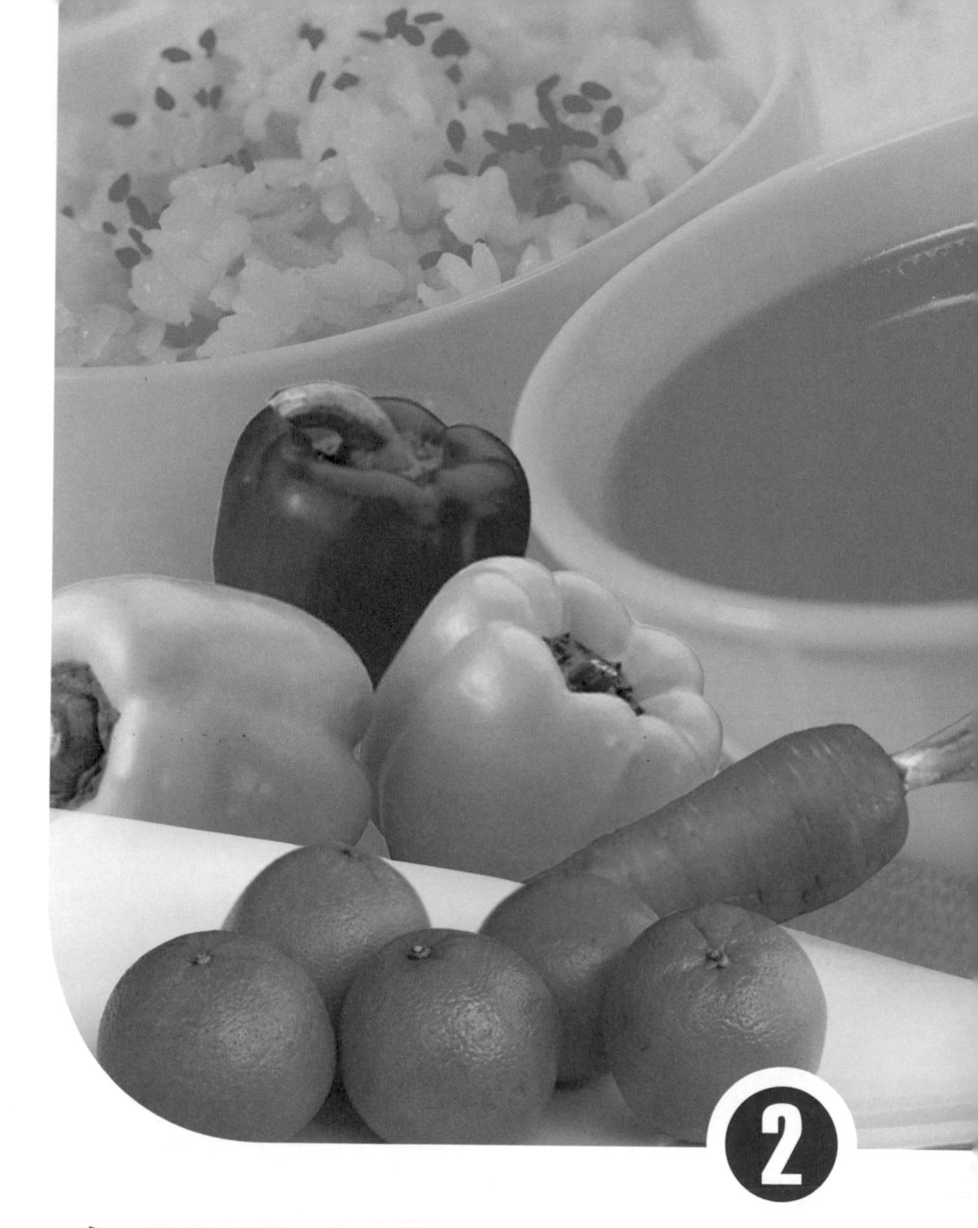

2

CHAPTER

身體保衛隊 與疾病奮戰

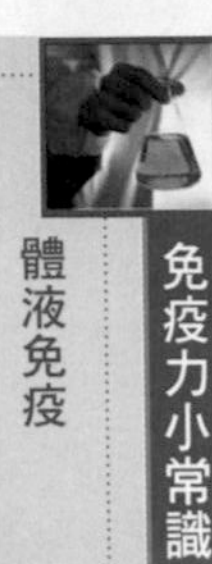

免疫力小常識

體液免疫

＊簡單的說就是由抗體引起的免疫力。當細菌、病毒等異物入侵時，B細胞受到抗原刺激，釋放出許多抗體來消滅敵人。每個B細胞僅會針對當時發現的特定敵人產生特定的一種抗體，釋放入血液等體液中，循環全身。

免疫系統時時刻刻護衛著身體健康，阻擋周遭各式各樣數不盡的細菌、病毒、毒素、污染物等的侵襲，抵抗疾病的威脅，堪稱身體保衛隊。現在就來認識這支無可取代的保衛隊與相關的免疫疾病。

◆免疫系統總動員

免疫系統並非在某一特定的位置，而是由許多器官與細胞聯手合作，共同運作的。

【免疫細胞】免疫大軍

免疫細胞是身體保衛隊的組成分子，是實際免疫抗戰的軍隊，主要分成以下幾種作戰部隊：

✦特種部隊——B細胞

■**兵工廠**：在骨髓內製造生成，經分化、成熟後，由血液送到淋巴結、脾臟等處。

■**工作**：負責偵測與通訊工作，會針對單一抗原製造單一、特定的抗體，參與體液免疫反應。部分的B細胞會將對抗原的記憶保留，以利下次遇到同樣的抗原，能迅速做出免疫反應，與之對抗。

▶B 細胞的免疫反應圖示

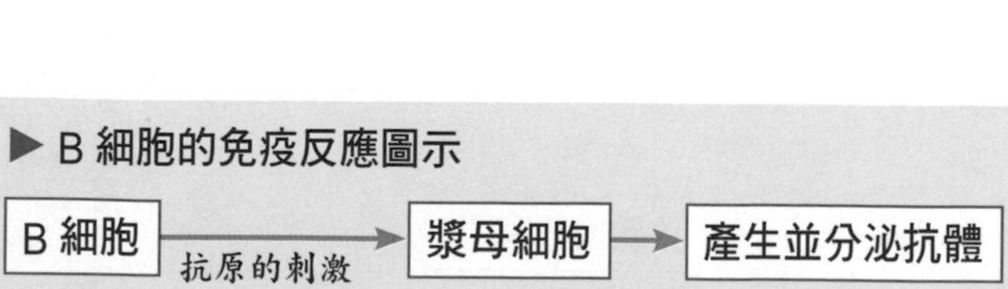

B 細胞 →（抗原的刺激）→ 漿母細胞 → 產生並分泌抗體

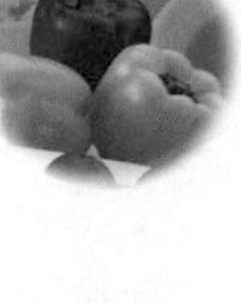

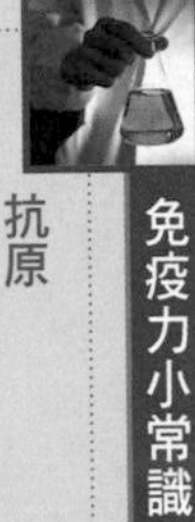

免疫力小常識

抗原

*被人體免疫系統視為入侵的異物，從而引發免疫反應的物質，便稱為「抗原」。免疫細胞一旦偵測到抗原，就會發出警訊，刺激人體產生抗體，來對抗侵襲的細菌、病毒等異物。

✦一般軍隊——T細胞

■**兵工廠：**胸腺、扁桃體，T細胞成熟後遷移到周圍淋巴組織中。

■**工作：**T細胞主要負責以下四大工作，分工合作，這些T細胞彼此會相互溝通、調節。

❶**通知：**與巨噬細胞結合後，會釋放干擾素等化學物質，以便通知其他免疫細胞準備作戰，這一類的T細胞稱為「輔助T細胞」。

❷**攻擊：**會攻擊遭受感染的細胞，並掃除戰場，將壞死的病毒清除，此類T細胞稱為「殺手T細胞」。與此同時，B細胞也會開

→ 致敏淋巴細胞

始增生，產生抗體。

❸**調停**：免疫之戰後，T細胞會通知免疫細胞停戰，抑制殺手T細胞的攻擊，調節抗體的生產，所以此類T細胞稱為「調節T細胞」，又稱「抑制T細胞」。

❹**記憶**：T細胞會產生對入侵異物的記憶，日後遇到相同的入侵異物時，能夠立刻偵測並反應，發動攻擊，這一類稱為「記憶T細胞」。

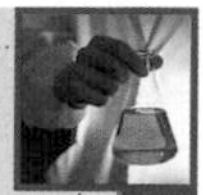

免疫力小常識

干擾素

＊一種與免疫機能密切相關的活性物質，主要成分為蛋白質，當病毒、細菌或癌細胞來襲時，人體會製造干擾素來抗敵，破壞病毒等異物，並發出訊息警告鄰近的正常細胞，以抵禦各種感染性疾病、癌症等。

▶ T細胞的免疫反應圖示

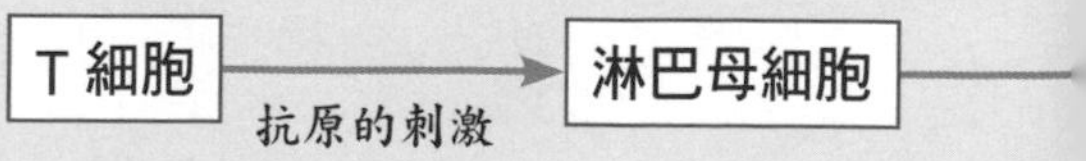

T細胞 → 淋巴母細胞（抗原的刺激）→

免疫力小常識

抗體

*由B細胞所製造分泌的武器，由於主要的構成成分為蛋白質，所以又稱「免疫球蛋白」，用來辨識抗原並與之結合，使抗原失去作用，以便免疫細胞來消滅它。抗體具有專一、特定性，只會針對特定抗原產生特定抗體。

✦主力攻擊部隊——吞噬細胞

■兵工廠：在骨髓產生，包括巨噬細胞、單核球、多形核中性球等。

■工作：吞噬細胞是主力的攻擊部隊，它是以一種細胞膜包圍入侵的細菌、病毒、癌細胞等異物的周圍，將異物包圍，再進行吞噬的工作。在戰後會清掃戰場，清除遭感染侵害、死亡的細胞。

吞噬細胞中的巨噬細胞還有一項特殊的功能，它會分泌抑制發炎的物質，幫助傷口的修復。

✦暗殺部隊——自然殺手細胞

■兵工廠：又稱ＮＫ細胞的自然殺手細胞，來自於骨髓，主要分布在周圍血液、脾臟等處。

■工作：自然殺手細胞不需抗原的刺激、抗體的參與，就能直接分辨腫瘤細胞，進而消滅它，而且能夠對抗病毒的感染。

✦化學部隊——嗜中性白血球、嗜鹼性白血球與嗜酸性白血球

■兵工廠：在淋巴結、脾臟、紅骨髓產生。

免疫力小常識

吞噬酵素膜

＊吞噬細胞對入侵異物的攻擊，主要是靠「吞噬酵素膜」，透過這層細胞膜將入侵的異物包圍後，再進行殺菌、吞噬工作，才不會影響吞噬細胞本身，既可達到攻擊目的，又能發揮保護自身效果。

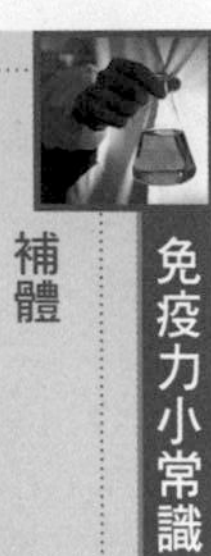

免疫力小常識

補體

*由肝臟所製造的一種武器，平常存在血液中，一旦遇到入侵的異物、病原體，會與抗體結合，而以特定方式活化，參與專一性防禦工作，負責分解細菌細胞膜、包圍細菌並幫助吞噬細胞辨識與吞食、吸引吞噬細胞前來作戰等工作。

■**工作：**這一類細胞又稱顆粒性細胞，透過釋放威力強大的化學性顆粒，將細菌或病毒殺死，屬於化學作戰。受感染而產生的膿腫，就是這類細胞作戰的證據。

【免疫器官】免疫的場域

接下來，我們來看看免疫大軍在哪裡生成、訓練與作戰。

✦骨髓

人體位置：位在骨頭內。

■**功能：**骨髓是人體重要的造血器官，也是最重要的免疫器官之一，白血球、B細胞、巨噬細胞等各種免疫細胞在此製造與分化、成熟，每一秒鐘都有大量的細胞在骨髓生成，可說是免疫細胞的製造工廠。

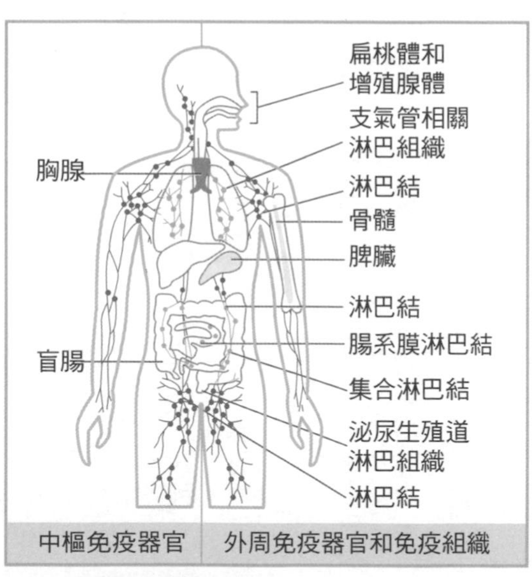

△人體的免疫系統圖

免疫力小常識

胸腺大小反應免疫力

*用胸腔X光可測量胸腺的大小，若小於正常胸腺，可能先天性胸腺發育不良、腎上腺皮質機能亢進，也可能是接受抗癌藥物治療所致；大於正常胸腺，發生甲狀腺機能亢進、肢端肥大症或腫瘤的機率高。

✦胸腺

人體位置：胸骨後方，分為左右兩葉。

■**功能：**胸腺是另一個重要的免疫器官，在骨髓生成、分化的免疫細胞被血液運送至胸腺進行訓練，當免疫戰爭爆發時，胸腺會分派T細胞扛起作戰工作。在青春期前期會生成胸腺激素，以調節免疫系統，至青春期之後胸腺逐漸萎縮。

✦淋巴結

人體位置：頸部兩側、腋下、腸道、腹骨溝等。

■**功能：**淋巴結一方面是多種免疫細胞增殖、貯存與定居的地方，另一方面，淋巴液的流速在淋巴結處減緩，有助於吞噬細胞對細菌、病毒或癌細胞等異物進行吞噬作用，使進入血液的淋巴液無害，可說是具有過濾淋巴液的作用。

除了上述兩種功能，淋巴結還有一個非常重要的功能，它是免疫細胞與入侵的細菌、病毒或癌細胞的戰場，當身體一受感染，需要開始作戰時，免疫戰爭爆發，淋巴結就會腫脹，由於B細胞與T細胞都同時在此處定居，有利於聯手合作進行免疫作戰。

✦集合淋巴結

人體位置：主要位於腸道。

■功能：集合淋巴結是腸黏膜免疫功能的主要部分，會對入侵腸胃的細菌、病毒等異物產生免疫反應。

✦脾臟

人體位置：腹腔左上角，胃的左側。

■功能：脾臟貯存各種血球，可說是血液的倉庫，同時也負責過濾血液的工作，清

免疫力小常識

淋巴液的數量

＊人體內的淋巴結約有五百至六百個，擁有數十億的白血球，淋巴結內的T細胞約有七〇％至七五％，B細胞則占二五％至三〇％。

此外，人體中的淋巴液比血液高出四倍之多。

除血液中的細菌、病毒、廢物或老化、死亡的細胞，除此之外，還具有刺激B細胞以產生大量抗體的功能。

✦扁桃腺

人體位置：咽喉兩側。

■**功能：**扁桃腺擔負保衛上呼吸道的責任，阻止細菌、病毒的異物從口、鼻入侵。研究調查顯示，切除扁桃腺的人比沒有切除的人，感染鏈球菌咽喉炎等疾病的機率高出許多。

✦盲腸

人體位置：腹部右下方，大腸起始處。

■**功能：**長久以來備受忽視的盲腸，在免疫系統中扮演協助的角色，盲腸可以協助B細胞成熟發展、製造抗體，並協助控制抗體，以免發生過度的免疫反應。此外，還能指揮白血球順利進到身體所需的各部位，並且將消化道中有異物入侵的訊息傳遞給白血球。

【免疫功能】免疫系統如何保衛身體

我們認識了免疫大軍，以及免疫大軍生成、訓練與作戰的場域，但這些軍隊究竟如何保衛身體，如何發動戰爭，反擊侵襲人體的細菌、病毒等異物呢？下面用圖表來簡易的說明。

免疫力小常識

盲腸不是無用嗎？

＊長期以來，盲腸一直被視為沒有什麼功能作用，可有可無，留在體內還可能發生盲腸炎，所以有些人在動手術時，會「順便」把盲腸摘除，但是近年來逐漸發現盲腸內擁有大量具免疫功能的淋巴結，因而將此一器官列入免疫系統。

✦免疫戰爭五部曲

首部曲

細菌、病毒入侵人體，巨噬細胞吞噬這些外來的敵人，然後巨噬細胞把敵人分解，並將屍體殘骸放在自己的表面，亦即抗原。（見圖❶）

二部曲

輔助T細胞收到緊急呼叫訊號，前來與巨噬細胞結合，釋放出干擾素等化學物質，通知其他的免疫細胞們。（見圖❷）

三部曲

B細胞等免疫細胞收到訊號後，進行繁殖或擴散，並製造抗體。（見圖❸）

自然殺手
B
抗體

△圖❸

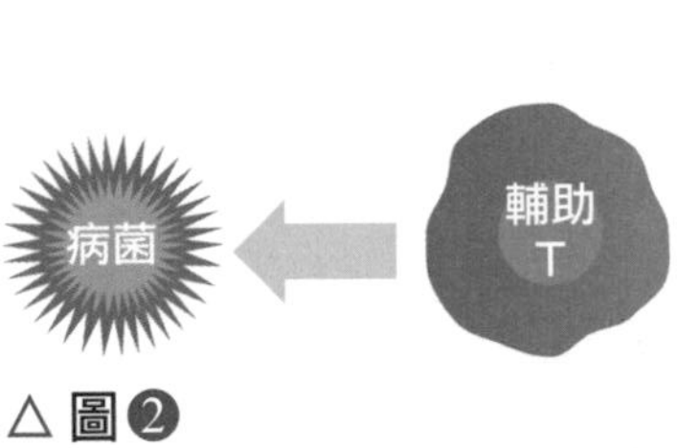

△圖❷

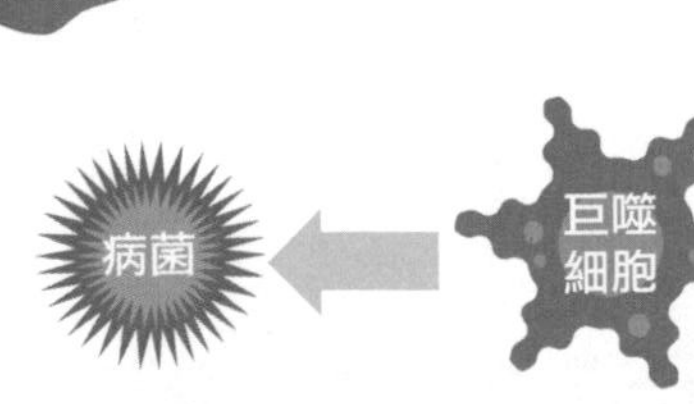

△圖❶

四部曲

抗體鎖定病毒、細菌等異物，以便吞噬細胞進行消滅，噬中性等白血球也會在此階段放出化學物質殺死細菌、病毒，而自然殺手細胞則攻擊遭受病毒感染的細胞。（見圖❹）

五部曲

戰爭結束後，調節T細胞會發出停戰訊息，巨噬細胞清理戰場，記憶T細胞與記憶B細胞則對抗原產生記憶，以便下回遇到同樣的敵人，可以立刻抗戰。（見圖❺）

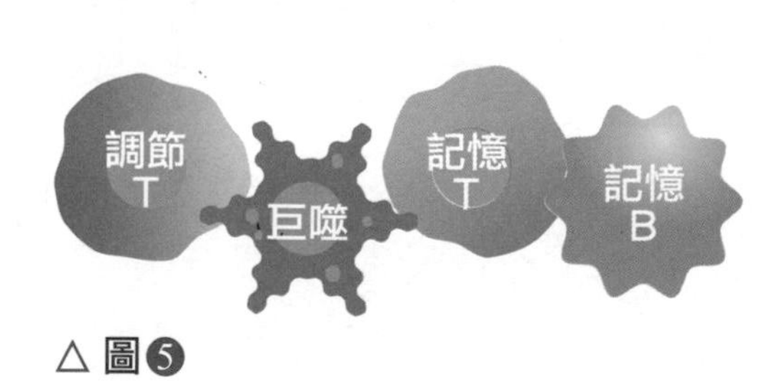

△ 圖❺

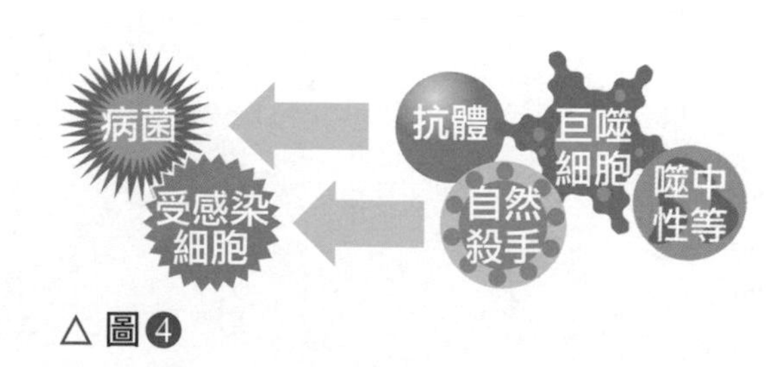

△ 圖❹

✦免疫系統的四大功能

❶**保護身體：**形成防衛系統，時時刻刻在體內進行偵測，具有識別敵我的能力，能及時發現異常，保護人體免受細菌、病毒等異物的侵襲。

❷**清除異物：**其實不只是清除免疫戰爭後的傷亡的細菌、病毒、細胞等，連同體內新陳代謝產生的廢棄物、毒素也一併清除。

❸**修補損傷：**能對受損的組織、器官進行修補，促進復原。

❹**抗原記憶：**免疫細胞能記住入侵的異物，下回再有相同的入侵者時，就能立刻反應，及時消滅，避免進一步侵襲身體。

◆免疫系統失調時

免疫系統的主要任務，是抵抗細菌、病毒的入侵，醫學研究發現，高達八、九〇%的疾病，與人體免疫系統失調有關。

當免疫系統衰弱時，我們都知道許多疾病的病毒容易找上門，但免疫系統過度活躍，卻會反過來傷害自身的細胞，而導致某些疾病；唯有在免疫系統處於平衡狀態時，才能正常運作，發揮保護身體、抵抗疾病的功能。

免疫系統失調所引發的疾病非常難纏，大部分有反覆發作、無法根治的特性，目前的治療方式大多只能緩解症狀、控制病情為主，下面來看看幾種與免疫系統有關的常見疾病。

過敏性鼻炎等過敏病症

過敏，是指人體的免疫系統對來自體內外的細菌、病毒、異物等侵襲者，產生過度敏感、異常的反應。過敏反應容易與其他疾病症狀混淆，往往連有經驗的醫師也不易診斷，以下列出常見的過敏症狀，以供自行初步判斷：

此外，立即而明顯的常見過敏反應，還有嘴唇或舌頭腫脹、發癢、吞嚥困難等。

一般提到過敏性疾病，所指的多是過敏性鼻炎、氣喘、異位性皮膚炎三種，國內過敏性疾病的情況，以過敏性鼻炎的發生率最高，現在先來認識過敏性鼻炎。

部位	過敏症狀
眼睛	結膜充血、發癢、流淚等。
皮膚	發癢、潮紅、紅斑、蕁麻疹、盜汗、血管性水腫等。
呼吸道	打噴嚏、流鼻水、鼻塞、咳嗽、呼吸急促或困難、呼吸有喘鳴聲、咽喉水腫、支氣管收縮等。
心臟血管系統	低血壓、心跳異常快速或緩慢、心律不整、心肌缺血或梗塞、心跳停止等。
神經系統	虛軟無力、頭昏、癲癇等。
消化系統	噁心、嘔吐、腹部脹氣或絞痛、下痢等。

免疫力小常識

過敏性疾病的城鄉差距

*國內外都曾進行過敏性疾病調查，發現過敏性疾病呈現城鄉差距的情況，住在鄉村的人，過敏性疾病的罹患率明顯低於居住都會區的人，這可能與所處的環境以及生活型態有很大關係。

好發族群

過敏性鼻炎是兒童最常見的一種慢性疾病。

症狀

❶早晨起床易打噴嚏或流鼻水。
❷經常性或慢性鼻塞。
❸呼吸不暢，常用口呼吸。
❹容易打鼾。
❺鼻癢。

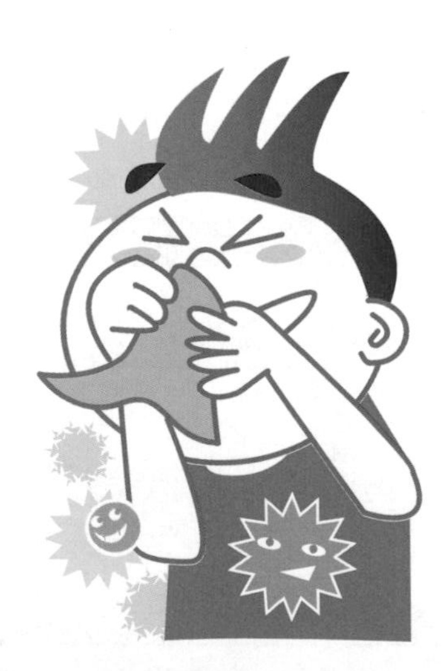

❻經常抓鼻子，鼻子附近有皺紋。
❼口乾舌燥或嘴唇乾裂。
❽眼睛癢、流眼淚。
❾黑眼圈或眼眶下方有黑影。
❿經常發出清喉嚨的聲音。
⓫慢性咳嗽。
⓬慢性疲勞。

一般過敏性鼻炎的常見症狀如上，後面兩種症狀較少見。由於這些症狀細微，容易被忽略，或被誤以為是感冒徵狀。若是發生在幼兒身上，對身體上的一些不適症狀未必能夠清楚說出，需靠父母親細心留意觀察，以免延誤治療時機。

此外，若是季節性的過敏性鼻炎，這些症狀會隨著季節變化出現，在某些季節症狀會減輕；而長年性的過敏性鼻炎，則會經年累月受這些症狀所累。

病例

陳小姐一到春天就猛打噴嚏，狂流鼻水，有時還會咳嗽，怎麼看病吃藥都治不好，老是被朋友笑稱林黛玉體質，原以為是季節變化易引發感冒，在一次健康檢查中才發現自己有過敏體質，過去誤以為的感冒，其實是季節性的過敏性鼻炎發作。

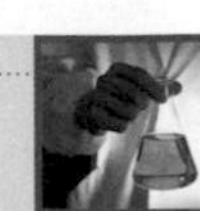

免疫力小常識

過敏原

＊就是引發人體過敏反應的物質。過敏原大多無害，但人體誤將它當作與細菌、病毒等同類的入侵敵人，因而引發免疫系統過度反應，過敏原無法認定究竟有多少種，只要能引起過敏反應，任何東西都可能是過敏原。

✦診斷

❶個人病史、家族過敏史。

❷血液檢查，包括過敏性抗體IgE數量增加。

❸抹片檢查，檢驗鼻黏膜分泌物是否有嗜依性白血球升高情形。

❹過敏原檢測。

✦致病原因

❶環境過敏原，如塵蟎、灰塵、動物毛屑、黴菌、棉絮、蟑螂、花粉、稻草。

❷菸。

❸食物，如海鮮、牛奶、巧克力。

❹情緒緊張。

❺免疫系統功能過強，若體內產生過多的抗體，也容易誘發過敏性鼻炎。

高達九成的過敏性鼻炎，是由塵蟎與灰塵所引發的，過敏原刺激鼻黏膜時，會激發B細胞，使人體製造特異性的過敏免疫球蛋白（亦即抗體）抵抗，當抗體遇上過敏原，兩者結合後會附著到一種稱為「肥大細胞」的白血球上，進而釋放出組織胺等一些與免疫相關的發炎物質，這些物質進入血液後就會產生過敏性鼻炎的症狀。

免疫力小常識

組織胺

＊是人體在發生過敏、發炎反應時，釋放出來的一種化學物質，會引發打噴嚏、流鼻水、皮膚癢等種種症狀，此外，這種發炎物質也存在於動物肌肉等器官，或植物麥角中，所以也可能從飲食中攝取到而引發過敏反應。

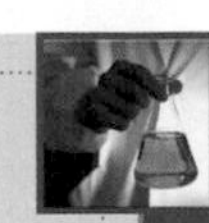

免疫力小常識

鼻甲

＊為構成鼻道的數塊捲曲狀薄骨，分為上、中、下鼻甲，主要負責吸入空氣的過濾與循環工作，調節進入體內的空氣溫度與濕度，若是長期發炎、過敏，會造成下鼻甲黏膜組織肥厚、纖維化而造成腫脹、鼻塞。

過敏性鼻炎雖然不會有致死的危險，但症狀會反覆發作，且致病原因就在尋常的日常生活周遭，不易辨別，有些過敏原也不易完全隔絕，非常惱人，多多少少在不同程度上影響生活。

✦治療

過敏性鼻炎至今仍無法根治，大部分的治療多是治標性質的將眼前發作的症狀壓抑下來而已，常見的治療方式有以下幾種：

❶**藥物治療：**用於治療過敏性鼻炎的常見藥物，如下頁表格所示。

藥物	治療方式與療效	缺點
抗組織胺	是常用的一種過敏性鼻炎的藥物，從中和過敏介質，減緩打噴嚏、鼻癢、流鼻水等症狀發作，無法改善鼻塞的不適，也不能根治此疾。	第一代的抗組織胺藥物會出現嗜睡、抗藥性等副作用，第二代藥物已將此缺點改善。
類固醇	屬於抗發炎藥物，分口服與鼻噴劑兩種，後者噴在鼻黏膜上，直接減少鼻黏膜的過敏細胞數量，可有效、快速地消減過敏性鼻炎的症狀，減輕對組織的傷害。	易引起腫脹、乾燥、燒灼感、水牛肩、月亮臉、冒痘、血壓或血糖升高等許多副作用，不宜長期使用。其中，局部鼻用製劑比口服型要來得安全。
抗生素	僅對細菌引起的發炎有效，只在過敏性鼻炎合併鼻黏膜細菌感染與鼻竇炎時使用。	可能出現抗藥性或肝毒性、皮疹、腸胃不適、腹瀉等副作用。
去充血劑	分口服型與局部型兩種，可透過促進鼻腔內黏膜收縮，使鼻甲血管收縮，幫助鼻內消腫，舒緩鼻塞症狀。一般多與抗組織胺藥物一同使用。	易出現頭暈、血壓升高、心律不整、失眠、神經質等副作用，(高血壓和心臟病患者在用藥前需告知醫師)。
肥大細胞穩定劑	主要用於預防過敏性鼻炎的發生與減緩已發生的過敏症狀。可穩定肥大細胞細胞膜，從而抑制鼻黏膜肥大細胞釋放過敏因子，並減少因巨噬細胞、T 細胞過度反應所引發的發炎症狀。	副作用少，可能出現乾咳症狀。
抗白三烯素	建議合併氣喘的過敏性鼻炎患者使用，可幫助氣道平滑肌的收縮、增加黏液分泌與血管通透性，有效改善鼻塞的不適。	副作用小，可能出現咳嗽、噁心、嘔吐、腹瀉、消化不良、頭痛、心律不整、過敏等症狀。

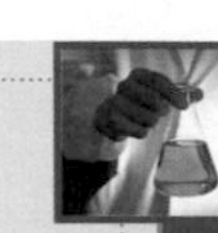

免疫力小常識

過敏不等於免疫力差

*很多人誤以為免疫力差時容易發生過敏，事實上，過敏的確與免疫力關係密切，但非關免疫力高低的問題，它主要是人體針對某種物質所產生的一種過強的免疫反應。

❷**手術治療：**有傳統的鼻甲切除術，與新的微創下鼻甲整形術，以及鼻黏膜燒灼術、鼻竇手術，適合長期發炎、持續性鼻塞、慢性鼻甲肥大、鼻過敏症狀嚴重的患者。

▼缺點：**傳統鼻甲切除術與鼻黏膜燒灼術容易復發，微創下鼻甲整形術則改良許多，手術傷口小、出血小，不易復發。**

❸**減敏療法：**從過敏原著手，將少量精製過敏原注射皮下，逐漸增高濃度，嘗試使體內白血球「習慣」過敏原的侵入，減低身體對過敏原的敏感度或免疫反應，讓身體比較能夠容忍過敏原，進而降低過敏反應。需長期治療，一個完整療程約二至三年，至少要持續六個月才會出現效果。

▼缺點：**風險大，治療過程中可能發生急性嚴重過敏反應。**

除了上述的治療方法外，去除或避免接觸周遭環境的過敏原，雖然也不是治本的方法，卻能減少免疫球蛋白的生成，因而減少過敏反應症狀的發生，也沒有藥物治療的副作用，不失為一個好辦法。

氣喘

氣喘是一種呼吸道過敏疾病，由支氣管阻塞造成呼吸道的問題。氣喘與其他過敏症狀關係密切，據調查，罹患氣喘的兒童約有兩成併有異位性皮膚炎。

✦好發族群

氣喘好發於兒童，也會發生在成人身上，六十歲以上的老年人也可能首度罹患氣喘，往往症狀較為嚴重。

此外，氣喘患者通常多有家族遺傳史，親人中若有氣喘病患者，也屬於好發族群。

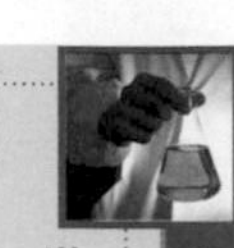

免疫力小常識

世界氣喘日

＊全球的醫界將每年五月的第一個星期二定為「世界氣喘日」，第一屆自西元一九八八年開始，目前已有超過一百五十個國家參與，在每年的這一天分別舉辦各式各樣的活動，藉以表達與引起大眾對氣喘問題的重視。

✦症狀

❶咳嗽，少痰，即使咳痰通常也是白色不濃稠的痰，多發生在夜間、清晨起床時、運動後，感冒的咳嗽症狀超過十天也可能是氣喘的發炎反應。

❷喘鳴聲，反覆發作，通常發生於運動過後、接觸過敏原或空氣污染。

❸呼吸困難。

❹胸悶。

上述是典型的氣喘症狀，但未必都會出現這些症狀。小兒氣喘除了上述症狀之外，還可能出現呼吸聲變小或減少、說話困難等，由於幼兒無法完整陳述不適症狀，端賴父母的細心觀察，增加了症狀診斷的困難度。

✦診斷

除了上述症狀之外，還應檢查以下項目：

❶肺功能檢查，支氣管尚未收縮的氣喘患者，透過此項檢查可及早診斷出病症，以免誤判為感冒而延誤治療最佳時機。

❷胸部X光檢查。

❸氣道反應性檢查，氣道的阻塞部分或全部可逆性。

❹血液檢查，如血中免疫球蛋白IgE與嗜酸性白血球增加。

❺過敏原檢測。

此外，多數病患在氣喘發作前，會先出現打噴嚏、流鼻水等過敏性鼻炎症狀。

✦致病原因

❶過敏原，如塵蟎、灰塵、棉絮、花粉、蟑螂、動物毛屑、黴菌、食物等。

❷與免疫細胞，如輔助T細胞、免疫球蛋白E等有關。

病例

五歲的林小妹每次感冒都要拖上十幾天甚至將近一個月才會好，先出現發燒、流鼻水的症狀，然後咳嗽跟著來，連晚上睡覺都咳不停，睡都睡不好，常常掛著熊貓眼去幼稚園上課，後來才知道原來並非體弱感冒不易康復，而是罹患了氣喘。

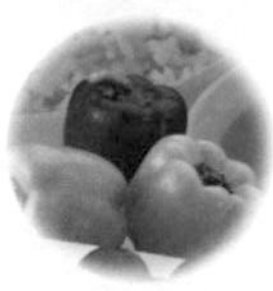

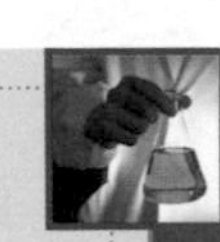

免疫力小常識

氣喘程度分四級

依氣喘症狀出現的頻率、肺功能等，將其嚴重程度分成四級：

＊第一級：輕度間歇型，日間症狀少於每週一次，平日無症狀，夜間症狀以每月不超過兩次為指標。

＊第二級：輕度持續型，日間症狀平均每週都有，但少於每日一次，夜間症狀出現頻率大於每月兩次。

＊第三級：中度持續型，日間症狀每日出現，夜間症狀出現頻率大於每週一次。

＊第四級：重度持續型，症狀日間連續性出現，夜間為經常性發作。

❸氣溫變化，天氣乾冷時氣喘易發作。

❹空氣污染，如二氧化碳、一氧化硫等。

❺化學藥劑，如殺蟲劑、油漆等。

❻藥物，如阿斯匹靈。

❼呼吸道病毒感染，如感冒。

❽劇烈運動。

❾情緒起伏過大。

氣喘的發生，是因長期呼吸道慢性發炎、痙攣，位在支氣管壁的發炎細胞釋放出化學物質，造成支氣管壁平滑肌收縮，微血管滲透壓異常，支氣管表皮損傷而出現水腫、分泌物過度增加的情況，造成支氣管阻塞，因而出現前面所述種種的不適症狀。

✦治療

從許多知名人士到我們周遭的親朋好友，常聽聞死於氣喘發作的不幸消息，其實氣喘屬於可逆性，也就是可恢復性的呼吸道阻塞疾病，若能及早發現，就能及早控制，得到較好的治療效果。

免疫力小常識

阿斯匹靈是藥還是毒？

＊阿斯匹靈雖有美國仙丹之稱，對癌症與心血管疾病有預防效果，但副作用也多，它含有刺激性、腐蝕性物質，會對身體造成持久的破壞，長期、大量服用，可能出現胃潰瘍、胃出血、腦出血、血壓降低、嚴重呼吸困難、孕婦流產等種種問題。

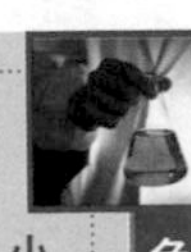

免疫力小常識

小兒氣喘患者成年後的治療情況

＊根據統計調查發現，積極治療，有三分之一的小兒氣喘病患不再發作，三分之一的患者偶爾發作，而三分之一的病患持續發作。七歲時發生氣喘症狀者，有一成七的患者在成年後症狀獲得緩解。

研究顯示，氣喘這種呼吸道發炎、過敏反應愈早治療，愈能有效防止呼吸道構造發生異常變化，避免呼吸道上皮細胞纖維化而致使平滑肌增生與變厚，進而惡化至不可逆階段，可能導致肺部疾病。

氣喘並非全無治癒的可能，但需及早治療，在免疫系統尚未退化的十八歲之前，發病的兩年之內積極治療，氣喘不再發作的可能性高。除此之外，積極的治療，可有效減少氣喘發作的次數，不咳、不喘，擁有正常的肺功能，使病情獲得妥善控制、不惡化，還是可以跟一般人一樣過著正常的生活。

❶**藥物治療：**氣喘治療用藥主要分為兩大類，一類為控制藥物，一類為症狀發作時的緩解藥物，無論是服用何種藥物，切忌自行停藥，以免使病情反覆或甚至惡化。

許多研究發現，合併式療法成為治療氣喘的新趨勢，如低劑量吸入型類固醇併用長效吸入型交感興奮劑，兼具抗發炎與持久性的氣管擴張效果，不但可增加療效，還可減少類固醇副作用的發生。

此外，國內首創的「幾丁聚醣」噴劑，可減緩肺臟、氣管過敏細胞的浸潤與發炎情況，抑制過敏反應物質，可能改善五成的過敏氣喘症狀，目前正積極研發中，未來可能作為治療氣喘過敏的新藥。

類別	藥物	治療方式與療效	缺點
控制藥物	■ 類固醇（包括吸入型、口服、注射針劑、栓劑等） ■ 長效型交感神經刺激劑 ■ 抗白三烯素	主要為抗發炎藥物，可改善與減少呼吸道黏膜發炎、腫脹情況，控制性藥物同時也可用作預防氣喘發作的藥物，需長期持續每日使用，以控制氣喘病症。	類固醇恐傷肝、傷腎，與長效型交感神經刺激劑皆副作用多，尤其後者不宜長期與單獨使用。抗白三烯素副作用較少。
緩解藥物	■ 乙二型交感神經興奮劑（有短效型口服與吸入型兩種） ■ 副交感神經抑制劑 ■ 吸入式抗乙醯膽鹼 ■ 茶鹼（有短效型口服與注射型）	主要為支氣管擴張劑，屬救急性藥物，透過促進支氣管肌肉收縮，舒緩呼吸道肌肉，使氣喘症狀獲得舒緩。	常見的副作用如噁心、嘔吐、心悸、胃痛、頭暈、胃痛、不安、神經質、失眠等。短效乙二型交感神經興奮劑不宜長期規律使用，以免氣喘更易發作。

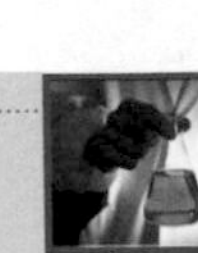

免疫力小常識

支氣管

＊支氣管是由氣管開始分支伸展出去的呼吸系統一員，為空氣流通的通道，當支氣管囤積過多分泌黏液，無法及時排除就會阻塞住。氣喘便是由過敏發炎物質致使支氣管阻塞所引發，會影響呼吸順暢度，急性發作時需使用支氣管擴張劑來幫助呼吸。

❷**減敏療法：**又稱「免疫療法」，先找出過敏原，再透過注射過敏原生物製劑，以極低劑量逐漸增加劑量與濃度，使身體習慣過敏原，減低對過敏原的敏感或免疫反應。需長期治療，三歲以上才可施打，三十歲以下的效果較好。在藥物治療不理想時採用。

▼缺點：治療過程中可能發生急性嚴重過敏反應，甚至發生休克。

✦預防甚於治療

對於氣喘等過敏性疾病，「預防甚於治療」這句老話是再貼切也不過了，一旦發病之後，冀望治癒並非那麼容易，根治的機率低，可能一生都飽受過敏性疾病發作之苦。

那麼該怎麼預防呢？

❶避免接觸過敏原，對本身即有過敏體質的人尤其重要。

❷維持周遭環境的乾淨，消除塵蟎、灰塵等可能誘發過敏性疾病的過敏原。

❸避免使用厚重的地毯、窗簾等。

❹不抽菸，並拒吸二手菸與油煙。

❺室內溫度控制在二十四至二十八度左右，濕度則維持在五〇%至六〇%之間最佳。

❻若罹患感冒等上呼吸道感染的情況，不可輕忽，應徹底治癒。

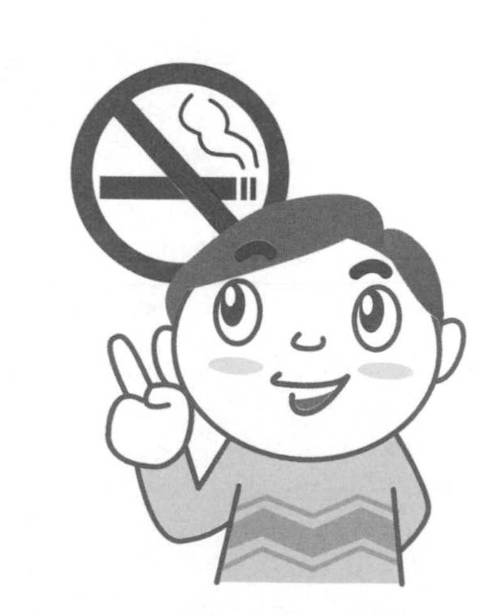

異位性皮膚炎

異位性皮膚炎又稱異位性濕疹。據調查，約有五成的異位性皮膚炎病患，併有過敏性鼻炎或氣喘。

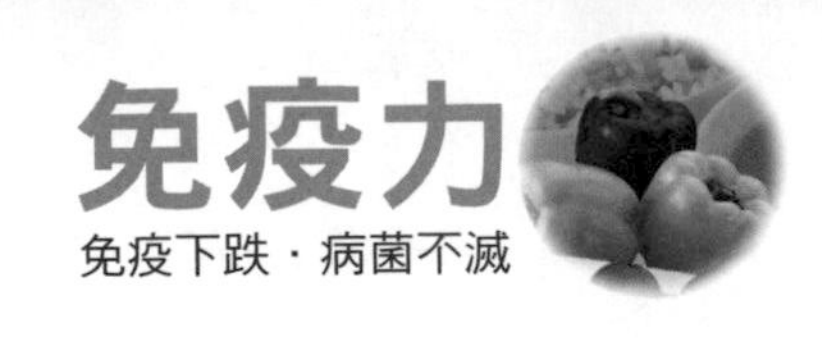

✦好發族群

好發於嬰幼兒，每一百位幼兒就有三至五人患有異位性皮膚炎。病童大多也罹患了過敏性鼻炎、氣喘等症，也就是所謂的過敏兒。

✦症狀

❶搔癢，是異位性皮膚炎最主要的一項特徵，易造成發炎而提高傷口感染的機率，甚至可能嚴重至需住院治療。
❷流汗時發癢。
❸皮膚乾燥、有鱗屑。
❹膚色變黯。
❺皮膚皺紋變多，包括下眼眶、手掌等皮膚。
❻傷口滲出分泌物。
❼皮膚紅腫。
❽疹子，發作部位隨年齡而不同：(1)嬰兒期主要出現在頭皮、臉部、頸部，延伸至

四肢伸展側；(2)兒童期以頸部、手腳、四肢彎曲處為主，皮膚變得粗厚，嚴重時可能蔓延至全身；(3)成年期則主要出現在四肢彎曲處。

❾痂皮：疹子水泡若搔癢抓破，就會形成痂皮。

❿黑眼圈。

✦診斷

單單只是出現搔癢感或疹子，未必是異位性皮膚炎，也可能是脂漏性皮膚炎等其他皮膚發炎病症，需經由醫師診斷。一般而言，若症狀符合下面至少三項，加上前述症狀與後面的輔助判斷，便極有可能是異位性皮膚炎。

❶皮膚搔癢。

❷出現典型皮膚炎症狀，嬰幼兒大多在臉上、身體四肢伸展側出現濕疹或苔癬化皮膚炎；成人的濕疹或苔癬化皮膚則大多出現在關節彎曲側。

病例

七歲的江小弟脖子、膝蓋長疹子，直喊癢拚命抓，癢到晚上睡不好，白天又亂發脾氣、愛哭鬧，尤其是夏天玩到滿頭大汗時，更是癢得不得了，原以為是一般的皮膚病，帶去醫院才知道原來跟爺爺一樣罹患了異位性皮膚炎。

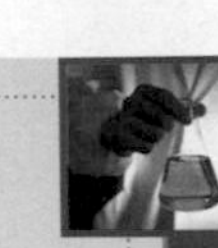

免疫力小常識

異位性體質

＊屬於一種遺傳體質，天生會對某種或某些東西產生過敏現象，通常具有異位性體質的人，其本人或家人大多患有異位性皮膚炎、過敏性鼻炎或氣喘等過敏性疾病，造成的確實原因至今仍不清楚，僅知與遺傳性的先天體質異常有關。

❸皮膚炎為慢性持續性或復發性，超過六個月。

❹抽血檢查，如嗜酸性白血球與免疫球蛋白IgE的總量。

❺過敏原檢測。

❻個人病史與家族過敏史：本身或家族成員患有異位性皮膚炎、過敏性鼻炎、氣喘等異位性體質。

此外，以下症狀也可輔助診斷：

❶反覆發作的結膜炎。

❷白內障。

❸嗜伊紅性白血球或免疫球蛋白IgE值升高

❹食物過敏。

✦致病原因

異位性皮膚炎是一種非感染性、反覆發作的過敏性皮膚發炎疾病，以下是可能致病的原因：

❶過敏原。

❷食物，也是一種過敏原，常見的誘發物如蝦蟹類等海鮮、鱈魚、牛奶、巧克力、花生、小麥等穀類、莓類、柑橘類水果等。

❸免疫球蛋白IgE過多。

❹遺傳性的過敏體質。

❺皮膚角質層的保護功能失常，各種過敏原輕易穿透皮膚表層，因而產生過敏反應或發炎症狀。

❻皮膚脂質異常，在質、量上都不足，造成皮膚異常乾燥、脆弱，增加發炎症狀的產生。

✦治療

異位性皮膚炎大體說來並無致命危險，卻令人感到非常困擾，主要是其反覆發作、搔癢難耐的特性，在治療上，以消除搔癢感，防止皮膚症狀一再發作為原則。

❶**藥物治療**：分為外用與口服兩大類，外用主要是為消除皮膚表層的癢感，但有時效果並不明顯，大部分還需併用口服藥物。

❷**光化學療法（PUVA）**：利用長波紫外線照射，治療嚴重皮膚症狀，有效消退皮膚疹子，每週照射三次，治療前兩小時需先服用8-甲氧補骨脂素。

類別	藥物	治療方式與療效	缺點
外用藥物	■ 類固醇藥膏 ■ 局部免疫調理藥膏 ■ 止癢膏	主要為消炎藥物，用於外敷塗抹表層皮膚上，可快速抑制症狀，以免抓癢破皮而感染，可與皮膚保濕劑一同使用，止癢膏可隨時發癢就擦。至於局部免疫調理藥膏藥效作用較慢。	長期使用類固醇可能會出現抗藥性，與皮膚萎縮或變薄、長疹或紫斑、變白、長毛、微血管擴張等副作用。
口服藥物	■ 口服類固醇 ■ 抗組織胺 ■ 抗生素	口服類固醇適合病情嚴重期間短暫服用。 抗組織胺藥效略遜，可長期服用，以控制搔癢症狀。 抗生素則用於抓癢破皮造成傷口感染時。	口服類固醇藥效強且迅速，副作用當然也更大。 抗組織胺藥物第二代已改良第一代的嗜睡副作用。 抗生素避免自行停藥而加重病症。

▼缺點：可能會影響眼睛，進行照射治療時需做適當的保護。

❸減敏療法：主要是降低身體對過敏原的敏感度或免疫反應，用於異位性皮膚炎的療效不佳。

▼缺點：風險大，還可能造成病情惡化。

✦生活中預防惡化的方法

❶根本上盡量去除或隔絕過敏原的接觸。

❷維持適中的溫度，過冷或過熱都會使異位性皮膚炎惡化。

❸濕度適中，濕度過高可使用除濕機；濕度過低，會使皮膚乾燥而加重搔癢感。

❹避免過度清洗，患者皮膚變粗厚，易乾燥掉屑，過度清洗會使皮膚更加乾燥，使皮膚症狀更加惡化。

❺避免使用刺激性清潔劑沐浴或洗滌衣物，以免刺激皮膚。

蕁麻疹

根據統計，約有一成五的人發生過蕁麻疹，是一種常見的皮膚疾病，又稱「風疹塊」。

症狀

主要症狀也是「癢」，疹子形態不一，輕微的如蚊子叮咬的紅腫；嚴重者，可能使皮膚腫脹而變厚，常出現於眼皮、嘴唇、手或腳掌，也可能發生在消化道黏膜（可能出現噁心、嘔吐、腹痛、腹瀉等症狀）、喉嚨（可能發生呼吸困難、喉頭腫脹等）或關節等處。

致病原因

絕大多數的蕁麻疹是由過敏所引起，舉凡食物、藥物、衣物、陽光、灰塵、蟲咬、動物毛屑等都是可能的過敏原，刺激到皮膚組織的肥大細胞，釋放組織胺等發炎物質，引發過敏反應，而造成皮膚紅腫、搔癢，皮膚上出現一塊塊的浮腫，可能數分鐘至數小時後便會自行消退，也可能經歷一週至數年的反覆發作才痊癒。

✦治療

以去除致病原因為最佳治療方法，若是由過敏原引起的過敏性蕁麻疹，其治療與異位性皮膚炎大致相同。

不過，並非所有的蕁麻疹都是過敏所引起的，皮膚被壓到，牙齒、扁桃腺、消化系統、尿路等處受細菌、病毒感染也可能引發蕁麻疹。

類風溼性關節炎

為一種慢性且多發性發炎的自體免疫疾病。

免疫力小常識

自體免疫疾病

＊人體免疫系統失調，喪失辨識敵我的能力，對體內正常的組織、細胞產生異常的免疫反應，從而引發全身或局部性的發炎反應，攻擊自身的組織、器官，甚至危及生命的疾病，如類風濕性關節炎、紅斑性狼瘡等。

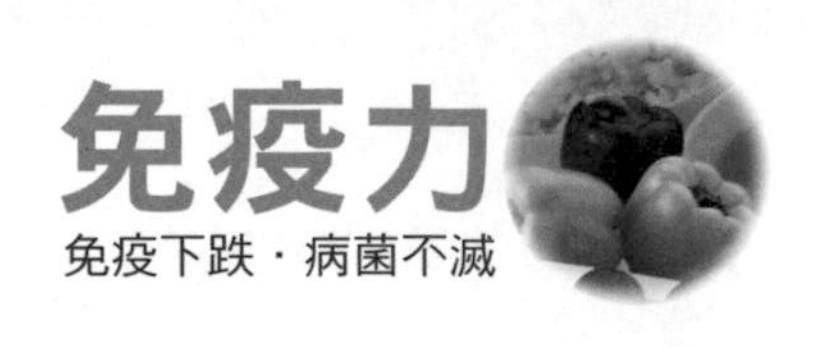

✦好發族群

各年齡層都可能出現，但以三十至五十歲的青壯年族群發生率最高，女性罹患率比男性高出兩、三倍。有家族病史者，也是好發族群。

此外，發生在兒童身上的另稱為「幼年型類風濕性關節炎」，好發於三至四歲，以及十歲的兒童。

✦症狀

以關節病變為主，常見於手指、手腕、手肘、肩膀、腳掌、腳踝、膝蓋等處，早期關節疼痛，然後逐漸發展至關節變形，嚴重者甚至造成殘障。大部分患者為慢性漸進式發作，會持續破壞全身關節以及各處器官，可能併發心肺腎疾病、肺癌、骨質疏鬆症、感染等。

❶關節紅、腫、熱、痛。
❷關節僵硬，清晨尤為劇烈，為臨床診斷之依據。
❸關節周邊對稱性發炎，此病徵為典型症狀。

❹一處或多處關節腫脹。
❺關節無法正常活動。
❻關節隱隱作痛。
❼關節變形。
❽併發貧血。
❾不明發燒。
❿體重減輕。
⓫眼口乾燥。
⓬不明原因虛弱倦怠。

免疫力小常識

骨關節十年推廣運動

*這個運動首先由一位瑞典骨科教授發起，世界衛生組織與全球各地政府紛紛響應推動，宣布西元二〇〇〇年至二〇一〇年為「骨關節十年推廣運動」，大力宣導骨骼關節的重要，以及預防與改善骨關節疾病。

⑬肌肉無力。

⑭食欲不振。

✦診斷

除了上述症狀之外，還可輔以下列幾項檢查，綜合判斷：

❶血液抗體檢查，包括類風濕因子呈陽性反應，準確性僅七〇％；抗精氨酸化環狀胜抗體呈陽性反應，準確性達九五％。

❷X光檢查，查看關節是否有磨損、變形等情況。

❸個人與家族病史。

以上檢查並不能根據單一檢測作為判斷準則，以免失準，例如約有三成的患者無法單憑透過類風濕因子（RF）檢測診斷出來，而其他疾病如感冒、心臟病等，卻可能檢查出RF，因此RF陽性，不一定就是類風濕性關節炎，要想明確診斷，還需要做其他一些相關的檢查，並請有經驗的醫生綜合判定。

致病原因

類風濕性關節炎確切致病原因至今仍不明，醫學界推測的可能因素有下面幾種：

❶遺傳體質。
❷過敏。
❸感染。
❹營養。
❺環境。

免疫力小常識

類風濕因子（RF）

＊血液中產生的一種自體抗體，產生過多時不但殺死細菌、病毒，也會破壞本身正常細胞。被當作臨床上診斷與評估預後的一項參考指標，檢驗結果呈陽性，未必一定罹患類風濕性關節炎，一些肺病、感染病、風濕病、病毒性肝炎、紅斑性狼瘡等疾病，都可能產生陽性反應的類風濕因子。

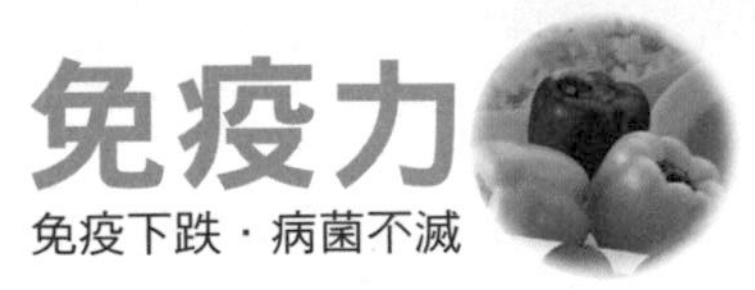

✦治療

類風濕性關節炎是一種無法根治的自體免疫疾病，它可不像前面幾種過敏性疾病，可以說是一種惡劣的疾病，可能快速惡化，發病的一年內有一半的病患會出現骨關節侵蝕，三年內高達七成的病患在X光片照出骨關節侵蝕，甚至前兩年之內就會喪失關節功能。

罹患類風濕性關節炎者，平均壽命比一般人少三至七年，有六成五至七成病情持續惡化，終至於永久性關節功能喪失；一成

藥物	治療方式與療效	缺點
非類固醇抗炎藥物	可抑制發炎物質的產生，以及酵素作用、骨骼吸收，降低或緩解關節發炎的症狀。	無法減緩疾病的發展，常發生胃潰瘍或胃部病變等副作用。
類固醇	有口服劑與注射針劑，可有效緩減嚴重的關節發炎症狀。建議短期且輕劑量使用。	易對腸胃、眼睛、新陳代謝、內分泌造成傷害，還有骨質疏鬆、體內電解質與液體失衡等問題。
疾病調節抗風濕藥物	屬免疫抑制劑，這類藥物種類多，調節免疫作用的機轉也各不相同，可阻止全身性組織器官被破壞，改變病情發展。一般用於類風濕性關節炎持續發作超過三個月的病患。	藥效作用慢，需數周至數月，對抗致病目標不夠明確，可能影響正常細胞，常見肝腎的毒副作用，不同的藥物還有其他種種副作用。
生物製劑	主要作用為抑制體內引發發炎反應的物質，可準確攻擊特定的致病目標，對一般正常細胞不會造成影響，是目前最新的生物科技研發出來的蛋白質製劑，具有調節免疫功能、改變病情的作用，療效好而快。	副作用較輕、較少，可能出現注射處紅腫、增加抗核抗體的產生、頭痛、呼吸不暢、血壓降低等。價格昂貴。

五至兩成的病患病情反覆發作；僅有一成的患者在積極治療後能得到緩解。

目前雖然無法根治，但透過積極治療，可控制發炎反應，阻止關節持續破壞，防止病情惡化，以免進犯全身關節而影響存活時間。「及早發現、積極治療」是最佳的對策。一般而言，發病的前兩、三年是最佳治療時間，而前六個月尤為治療黃金期，一旦關節被破壞，已變形的關節就難挽救了。

對於幼年型類風濕性關節炎，若能及早治療，約有七、八成病患在一次或多次發作之後，便長期緩解，很少或不會留下關節功能障礙或畸形，只有少數會持續至成年後，而終至殘障。

❶**藥物治療：**主要分為四大類的藥物，可合併使用多種藥物進行治療，減少或緩解關節發炎，以進一步防止關節變形。

❷**手術治療：**關節嚴重變形的病患，藥物治療已無效，便需進行人工關節置換、肌腱縫合、關節固定等手術治療。

▼缺點：**可能發生感染、人工關節鬆動或脫落等術後併發症。**

病例

十年前吳先生關節偶爾疼痛，不以為意，沒想到在短時間內各關節都發作，到醫院檢查才發現是類風濕性關節炎，積極配合醫師的治療，現在腕關節、踝關節和左肩關節都換成人工關節，平日不過度施力，與類風濕性關節炎和平相處。

③ **復健物理治療：**若有需要，醫師會同復健師給予復健治療，包括冷療、熱敷、水療、溫泉療法、蠟療、超音波、短波、電刺激等方法，治療目的在於減少關節發炎，改善關節靈活性、穩定性與功能、減少肢體疼痛與肌肉痙攣，降低藥物的使用。可做為藥物治療的輔助療法，或術後復健。

▼**缺點：改變不了病程的發展。可能出現皮膚乾燥、頭暈等現象。**

紅斑性狼瘡

是一種結締組織反覆、慢性、發炎的自體免疫疾病，它有個很美的別稱「蝴蝶病」，但罹患此病可一點都不美，全身都可能長出可怕的紅斑。

✦好發族群

可能發生在各年齡層與性別，但尤其好發於二十至四十歲的年輕女性，女性罹患率高出男性八至十倍。

✦症狀

❶臉上紅斑，通常橫跨鼻樑，在兩頰形成蝴蝶狀，而有蝴蝶斑之稱，有些紅斑還可能出現萎縮、瘢痕或色素變化等情況。

❷身體任何部位出現圓斑。

❸紅斑疹因曝曬於陽光下而惡化。

❹發燒。

❺貧血。

❻口腔或鼻咽潰爛。

免疫力小常識

結締組織

*由纖維、細胞與其合成分泌的細胞間質所組成，分為纖維結締組織與特殊性結締組織，前者即一般所謂的結締組織。廣泛分布於全身韌帶、肌肉、軟骨、骨等處，負起人體內與軀體支撐、器官架構、組織黏合、細胞集聚等有關的任務。

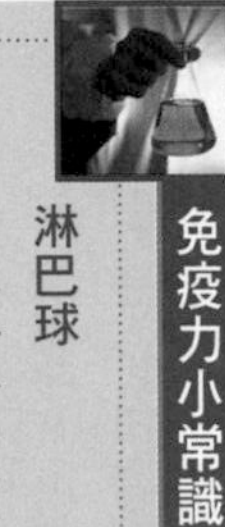

免疫力小常識

淋巴球

＊又稱淋巴細胞，主要構成成分與分泌酵素皆為蛋白質，是具有免疫識別功能的白血球，占白血球總數的二至二．五成，主要包括B細胞（又稱為B淋巴球）、T細胞（又稱為T淋巴球）與自然殺手細胞等。

❼抽搐。

❽水腫。

❾出現蛋白尿。

❿心包膜炎或胸膜炎。

⓫多發性關節炎。

⓬癲癇或精神異常。

紅斑性狼瘡，最明顯的症狀就是臉上或皮膚出現紅斑，嚴重者會造成臉部變形、毀容，彷彿遭到狼咬似的，因而得名。以上這些症狀未必都會出現在每一位紅斑性狼瘡患者身上，通常很難在早期發現罹患此病症。

✦診斷

除了上述的臨床症狀之外，還會根據以下項目綜合診斷：

❶血液檢查，血球計數包括白血球、淋巴球、血小板等異常，出現溶血性貧血。

❷血液抗體檢查，包括自體抗體、抗核抗體。

❸梅毒檢查，呈偽陽性者。

❹腎功能檢查。

免疫力小常識

還有哪些自體免疫疾病？

*目前已知的自體免疫疾病超過百種，主要分為全身系統性與器官特異性兩大類，除了常見的類風濕性關節炎、紅斑性狼瘡外，還有第一型糖尿病、甲狀腺機能亢進、硬皮症、乾癬、乾燥症、膠原症、血管炎、惡性貧血、皮肌炎、多發性肌炎、重症肌無力、僵直性脊椎炎等。

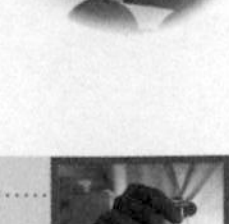

免疫力小常識

紅斑性狼瘡患者能否懷孕？

＊早期醫界認為紅斑性狼瘡患者不適合懷孕，其實懷孕期間病情復發或惡化的情況很少見，而且根據統計發現，懷孕的患者有一半的機會產下正常的嬰兒；¼的機率會出現早產現象，而孩子正常生長；僅有¼可能發生流產或胎死腹中。

✦致病原因

紅斑性狼瘡的發病是由自體免疫反應所引起，但引發自體免疫反應的確實原因至今不明，據目前醫界研究推論可能有以下幾個因素：

❶遺傳體質。
❷細菌、病毒感染。
❸陽光中的紫外線。
❹污染物或化學劑。
❺女性荷爾蒙。

❻藥物。

❼壓力。

以上這些因素可能會造成細胞凋亡，體內B細胞誤將這些凋亡細胞當敵人而製造抗體來對抗，若是沒有被調節T細胞抑制住，就會連同自身正常細胞組織一起破壞，產生發炎反應，從而引發紅斑性狼瘡。

✦治療

目前尚無完全治癒的方法，治療的目標主要在於穩定控制病情，避免惡化。

❶**藥物治療：**常用的藥物如下表：

❷**血漿置換術：**將血漿從體內取出，去除其中的異常抗體與發炎物質，換入健康者正常的血漿，通常用於急性嚴

藥物	治療方式與療效	缺點
類固醇	又稱腎上腺皮質醇，包括外用藥膏、口服與注射針劑。病況嚴重時，還得加重劑量。	副作用大，如月亮臉、水牛肩等種種副作用。
非類固醇消炎藥	主要治療骨骼肌肉等的發炎症狀。	可能出現腸胃出血、腎功能異常等副作用。
免疫抑制劑	可抑制免疫系統的活性，從而達到控制病況的目的，耐藥性良好，一般建議與類固醇藥物併用。	副作用大，可能有肝腎毒性、骨髓抑制等症狀。
抗瘧疾藥物	具有免疫調節作用，可改善皮膚、骨骼肌肉等輕微症狀與體質，減少復發機率，耐受性佳。	可能有視網膜毒性等副作用產生。
生物製劑	屬於作用目標明確的選擇性免疫抑制劑，又稱免疫標靶療法，是治療紅斑狼瘡的新趨勢，可抑制體內發炎反應物質，具有調節免疫功能。	常見注射部位紅腫或發癢、頭痛、胃痛、流鼻水、虛弱等副作用。

重發作且藥物治療無效的病患。

▼缺點：可能出現感覺異常、畏寒、胸痛、噁心、呼吸困難等副作用。治療過程繁複且費用昂貴。

❸**人工髖關節置換術：**將被狼瘡侵犯而嚴重損傷、壞死的髖關節置換成人工髖關節，利用模擬球狀關節和股骨接合。

▼缺點：人工髖關節約使用五至十年會鬆脫。

癌症

實際上，癌症超過一百種之多，大多以起始器官或細胞典型表徵來命名，自一九八二年以來，年年蟬連國人十大死因之首。

✦好發族群

每一種癌症都各有其好發年齡，如神經管胚細胞瘤好發於孩童，子宮頸癌好發於三十至五十五歲女性，乳癌好發於四十五至五十五歲的中年女性，口腔癌好發於中年男性，腦膜瘤好發於中、老年女性，骨髓瘤的好發年齡為六十至七十歲等。

✦症狀

不同的癌症出現的症狀也各不相同，以下舉例常見的數種症狀：

❶出現不正常分泌物或出血。

❷不明原因疼痛。

❸吞嚥困難或有異物感。

❹咳嗽或聲音沙啞。

❺消化不良。

❻不明原因消瘦。

❼傷口長期難以癒合。

❽身上痣或疣有變化。

❾乳房或其他部位出現腫塊或增厚。

❿大小便習慣改變。

✦ 診斷

早期癌症大多不會有痛感，很容易錯過早期發現早期治療的黃金時期，需靠平日根據上述可能症狀做自我身體檢查，以及以下幾項來綜合診斷：

❶個人與家族病史。

❷常規醫學檢查，包括血液或尿液檢查等。

❸影像學檢查，包括電腦斷層、超音波檢查、核磁共振攝影等。

❹內視鏡檢查，如胃鏡、大腸鏡等。

❺組織切片檢查。

針對各種癌症，各有不同的檢查項目，如口腔黏膜檢查可檢查口腔癌、胃鏡可檢查胃癌、乳房攝影可檢查乳癌、子宮頸抹片可檢查子宮頸癌、肛門指檢與超音波檢查可檢查攝護腺癌等。

✦ 致病原因

誘發癌症的原因眾說紛紜，至今仍沒有確切的答案，常見的推測因素如下：

❶遺傳體質，有些癌症可能有家族遺傳傾向。

❷病毒，某些病毒會促使人體細胞的染色體組變異，使細胞突變成癌細胞，異常且大量增殖，而衰弱的免疫力無法阻止癌細胞逐漸形成腫瘤。

❸菸或煙，包括抽菸草、炒菜的油煙等。

❹檳榔，尤其是口腔癌大敵。

❺過量酒精。

❻不當飲食，如高脂肪食物、暴飲暴食等。

❼陽光中的紫外線。

❽輻射線。

❾藥物，如治療更年期症狀的黃體素、動情激素，可能增加罹癌危險。

❿環境中的化學、污染物，如農藥、化肥、空氣環境污染等。

✦治療

❶**放射線療法：**分體內與體外放射線，主要利用輻射線來破壞癌細胞，屬於局部治療，針對特定部位癌細胞進行治療，有時可能同時採用體內與體外放射線治療。

▼缺點：副作用視使用的劑量與部位而定，疲倦、治療部位起疹子或發紅、食欲降低、白血球數量減少等是最常見的副作用。

②化學治療：屬於全身性治療，透過點滴、注射或口服方式，將化學藥物經血液運送到全身各處，以殺死癌細胞。

▼缺點：按照藥物種類、用藥劑量的不同，出現不同的副作用，常見的有噁心、嘔吐、口腔潰瘍、食欲衰退、脫髮、不孕、易感染或出血、虛弱等。

③手術治療：可局部切除腫瘤與腫瘤侵犯的組織及周遭淋巴結。

▼缺點：特別感到疼痛、虛弱，副作用依腫瘤的部位與手術方式而不同。

④荷爾蒙療法：透過藥物改變荷爾蒙作用或停止荷爾蒙的製造，以妨礙癌細胞的生長，有些則動用手術移除製造荷爾蒙的器官。

▼缺點：可能出現暫時性、長期性，甚至永久性的副作用，如噁心、嘔吐、腫脹、潮熱、體重增加、不孕、擾亂女性生理週期、男性陽萎等。

⑤生物製劑療法：利用生物製劑誘導自身的免疫系統來對抗癌症，或保護身體減少治療過程所帶來的傷害。又稱免疫療法。

▼缺點：可能出現畏寒、肌肉疼痛、疲倦、發燒、食欲減退、噁心、嘔吐、腹瀉、紅疹、易瘀傷或出血等副作用。

感冒等感染性疾病

像唐先生這種例子並不少見，未來恐怕會出現更多類似的病例。舉凡感冒、支氣管炎、肺炎、SARS、腸炎、腸病毒等，許多已出現與尚未出現的新興感染性疾病，多是由細菌、病毒所引起，在此以極為常見的感冒為例來說明。

✦好發族群

普遍發生於各年齡層，凡身體虛弱者，或病患與其家人、醫護人員、居住安養院的老年人、教師等，為高風險族群。

每年約有一至兩成的人口罹患流行性感冒。

✦症狀

常見的症狀如下：

❶打噴嚏。

病例

五十多歲的唐先生出國十天洽公回來又馬不停蹄的進公司開會，就在會議進行到一半時倒下，當時已發高燒，意識不清，緊急送醫，醫生竟發出病危通知，所幸唐先生平日注重健康，有運動習慣，身體底子不差，才能在一週後迅速復元，但直到出院、回診都查不出真正病因，只知是病毒感染。

免疫力
免疫下跌．病菌不滅

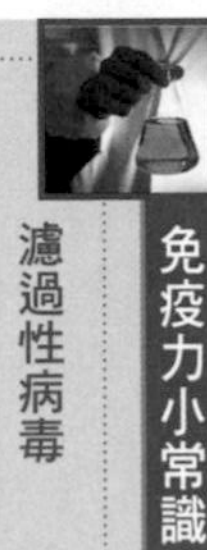

免疫力小常識

濾過性病毒

＊是一種體型極小的微生物，主要由蛋白質與核酸組成，因可通過孔隙最細小的過濾器而得名，透過病患的口鼻飛沫、排泄物等接觸傳染，可寄生在細胞中，如流感、肺炎、天花、腸病毒等，都是由濾過性病毒造成的傳染病。

❷流鼻涕或鼻水。
❸鼻塞。
❹咳嗽。
❺喉嚨有痰或疼痛。
❻發燒。
❼頭痛。
❽疲倦。

✦診斷

感冒的診斷，通常根據上述的種種上呼吸道症狀來判斷。

✦致病原因

❶病毒，絕大部分感冒或感染性疾病是由病毒引起，感冒主要由濾過性病毒造成。

❷細菌，僅約一、二成的感冒由細菌引起。

其實細菌、病毒隨時就在我們周遭，一旦免疫力降低至某一程度，就是細菌、病毒入侵的時機降臨，通常引起感冒的濾過性病毒會潛伏一至三天，約一週至十天痊癒，這

免疫力小常識

退燒藥不要隨意吃

＊人體不會無故發燒，可能是免疫系統正在分泌特殊物質使體溫升高，以便抵禦、消滅入侵的病毒，若這時服用退燒藥，等於是抑制自身的免疫系統，間接助長了病毒的入侵，所以輕微的發燒，不大需要服用藥物，除非是發高燒或發生在幼兒身上，才需經由醫師的指示使用退燒藥。

主要是病毒喚起了體內的免疫系統產生抗體，來對抗、消滅病毒。

✦治療

其實，感冒是「無藥可治」的，之所以能夠痊癒，憑靠的還是我們自身的免疫系統發揮作用，藥物只能抑制症狀，並無法使身體康復，在服用藥物時，不但抑制了感冒症狀，也抑制了將病毒逐出身體的過程，反而延長病毒在體內肆虐的時間。

在感冒的治療上，特別要留意，感冒雖不可怕，但可怕的是它的傳染力與併發症，體質較虛弱的幼兒、老年人，可能併發中耳炎、鼻竇炎、支氣管炎、肺炎、腦膜炎、肝硬化、尿毒症、癌症，甚至是死亡。

下表是幾類感冒常用藥物：

藥物	治療方式與療效	缺點
抗生素	俗稱消炎藥，主要用於細菌引發的感冒，一個療程為七至十天，不可中途停藥。	具抗藥性，中途自行停藥，不但無法徹底消滅細菌，反而造成更多、更可怕的併發症，如腎臟炎、風濕病等。
神經胺酸抑制劑	可抑制病毒的神經胺酸，阻止A型、B型流感病毒從受感染的細胞中釋出，及早服用，可縮短感冒病程，減輕症狀，避免併發症。	可能出現輕微而短暫的噁心、嘔吐、腹瀉等副作用。
M2蛋白抑制劑	僅抑制並干擾A型流感病毒的複製。	有抗藥性，對B型流感病毒無效。

其他的症狀治療藥物有止咳藥、化痰藥、解熱鎮痛劑、潤喉藥等，都只能治標不能治本，其實若非症狀造成身體非常不適，只要多喝水、多休息，不需打針、吃藥，就可以靠自身的免疫系統讓身體康復。

此外，對於流行性感冒，注射疫苗是較有效的預防與控制方法。

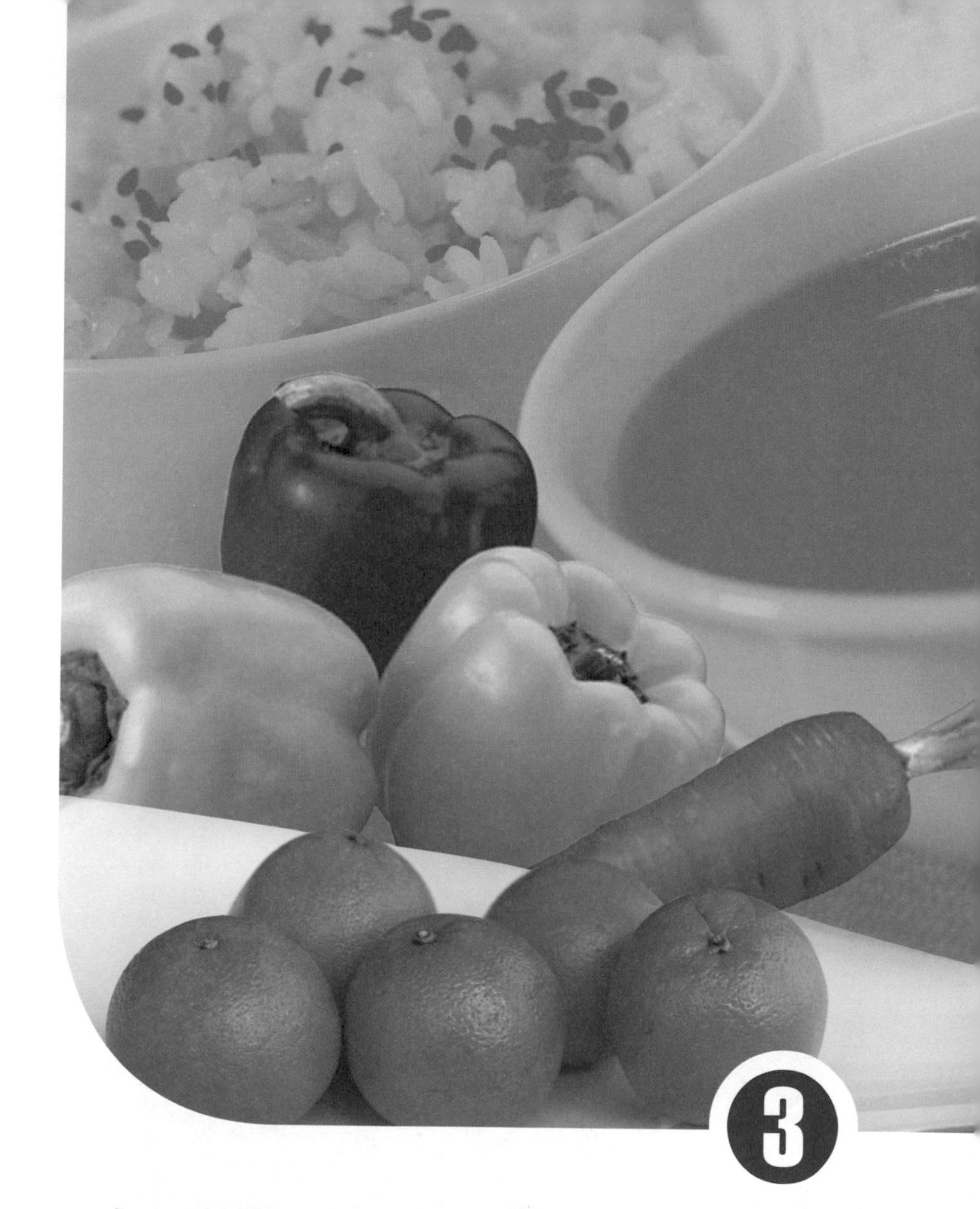

3

CHAPTER

聰明吃出免疫力

◆免疫力與藥物殺傷力

在此所謂的「藥」，不止是治療用的化學藥物，也包括一些生技公司推出的人工製成或合成的保健食品或藥品，或多或少在不同程度上對人體的免疫力造成負面影響。

對藥物的錯誤依賴

藥物產生的副作用，往往要等到使用一段時間之後才會浮現，若是本身已罹患疾病，恐有病情失控的危機。

此外，還有些人對藥物有一種盲目的依賴心理，在未躺在病床上、未檢測出身體嚴重異狀之前，生活作息很隨性，飲食很任性，也早已有了日後會生病的「心理準備」，還做好「安啦！一切靠藥物！還有進步的現代醫療技術。」的「心理建設」。

服用增強免疫力的藥，有效嗎？

事實上，藥物長期大量使用，都會破壞體內某些平衡狀態，而出現種種副作用。有些號稱可增強免疫力的藥物，其實只是刺激免疫系統的某個部分，並無法完全取代免疫系統本身，反而還得擔心對免疫系統的平衡造成破壞，甚至可能誘發自體免疫疾病。

服用增強免疫力藥物，原是想增進健康，增強身體抵抗力，但每個人的體質不盡相同，免疫系統也不可一味的增強，在不清楚自己的身體健康狀態下盲目使用，只會為自身帶來風險，得不償失。

藥物殺「身」

所謂的藥物，多是治療症狀反應的藥物，也就是治標不治本，並無法把病治癒，產生的副作用，有些甚至比所要治療的疾病本身更危險，除了副作用的疑慮，還可能過度激活或壓抑免疫系統，如類固醇就是抑制免疫力的藥物，這形同扼殺了人體自身的保衛隊，無疑是為細菌、病毒等異物大開方便之門。

問題還不僅止於此，藥物造成免疫力的衰弱，又會使症狀更為惡化，許多藥物還會使身體出現抗藥性，需要更多或更高劑量的藥物來控制病情，週而復始，陷入了惡性循環中，衰弱免疫系統的對恢復健康使不上力，康復之路多生波折。在免疫力失守的情況下，有些藥物又不得不吃，以免病情失控或惡化。

至於疫苗，也是一種藥物，主要的功用在於抵禦疾病病毒入侵，是預防疾病的一種方法，但有些疫苗可能會造成一些慢性病變。下頁的病例便是典型的例子。

不遵循醫師指示服藥

大部分的人都有「只要是藥物都有副作用」的共識，於是有些人基於擔心副作用、藥少吃為妙的心態下，自行判斷身體「已無大礙」而停藥或斷斷續續用藥、減少藥物劑量，輕則延緩康復的時程，重則爆發嚴重副作用，或使病情失控、惡化。

因此，不但使用什麼藥物需諮詢專業醫師，服藥的劑量、服藥與停藥的時機等等，都需完全遵照醫師的指示。

◆良好的免疫力，來自正確的飲食與生活

藥物只能治標，而對人體健康、免疫力的維持與對抗疾病的治本方法，在於正常而規律的生活作息，以及正確的飲食方式。

扼殺免疫力的兇手

在談維持良好免疫力的方法之前，有必要先認識破壞免疫力的因素。

病例

七十多歲的李老先生每年都會到醫院施打流感疫苗，今年施打後，出現發燒、手臂紅腫疼痛症狀，整隻手都抬不起來，到後來整個臉部、上半身都腫脹起來，就醫後確認感染了蜂窩性組織炎，在醫院足足躺了一個月才出院。

✦不良的生活作息

生活作息亂七八糟、不規律，經常性熬夜，出現在許多疾病的致病或惡化原因名單中，與疾病的關係，可以套一句廣告詞「什麼都有可能，什麼都不奇怪」。

不規律的生活作息，擾亂包含免疫系統在內許多生理運作，造成機體衰弱或老化，進而影響健康，不但疾病容易找上門，也會影響大腦運作，使人變笨變呆，反應變慢。

✦不當飲食

大量肉食而缺乏蔬果，偏食，愛吃油炸食物，經常大量食用加工食品，用餐時間不規律、不正常等等，都是不當的飲食習慣，對免疫系統的維持不利。其中，某些飲食內容，如海鮮、堅果等，還可能是直接誘發過敏性疾病的兇手。

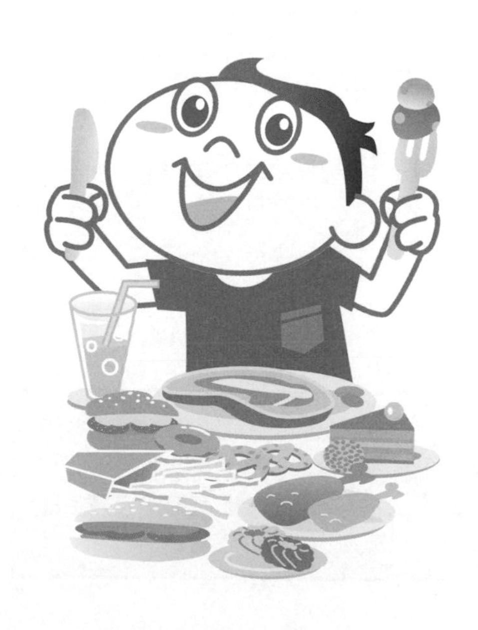

此外，現代人忙碌的生活型態，可說是破壞正常飲食的罪魁禍首，有不少人經常邊開會邊用餐，為了「方便」用餐，而吃下許多油炸或油膩食物，或者乾脆延後用餐，甚至聽過有人忙碌了一整天，第一餐延遲至傍晚！

✦盲目進補

免疫力過強或過弱，都可以引發疾病，在不了解自身免疫狀態的情況下胡亂盲目進補、吃偏方，可能沒病吃出病來，小病變成大病，不可不慎！

✦菸

菸中所含的化學物質，會使免疫系統的辨識能力受損，並抑制免疫細胞的活性，而且影響所及不僅止於抽菸者本身，也會傷害一旁的二手菸受害者。此外，還會耗損對免疫系統有益的營養素——維生素C。

病例

張小姐自從被醫生「宣判」罹患紅斑性狼瘡之後，就非常不安，不但積極接受治療，平日更改採生機飲食調養體質，吃了大量的苜蓿芽、小麥草，也常喝十全大補湯，沒想到反而刺激自體免疫大爆發，病情更加惡化。

✦酒

過量喝酒會抑制B細胞，使免疫細胞反應遲鈍，容易提高感染的機率，因此，建議每日的飲酒量不宜超過一杯。

✦壓力與負面情緒

你有多久沒有真正的開懷大笑了呢？現代人的壓力居高不下，長期焦慮，情緒緊繃，心理層面連帶地影響了生理層面，許多研究已證實，壓力與情緒抑鬱確實會削弱免疫力。

✦環境污染

所謂的文明、科技生活，為地球帶來非常嚴重的環境污染，不但在生態環境上開始反撲，例如形成大海嘯，而現今空氣、水甚至食物，處處充斥毒物，嚴重影響或耗弱人體的免疫系統，也引發了千奇百怪的疾病。

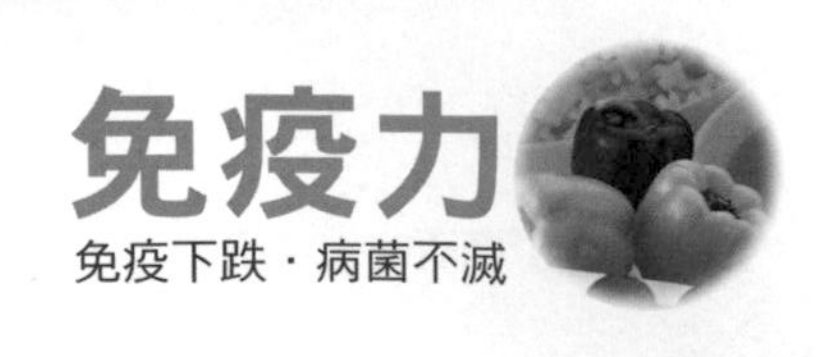

維持良好免疫力的對策

維持免疫系統，除了避免上述扼殺免疫力的消極作法之外，更需積極做到以下維持良好免疫力的對策。

✦培養規律的運動習慣

適度的運動，可促使新陳代謝的運作，幫助體內毒素的排出，激活免疫細胞，是維持免疫系統的基礎之一，同時也是許多免疫疾病重要的輔助療法。美國阿帕拉契州立大學的研究印證，每日運動三十分鐘以上，每週五天，持續規律運動十二週之後，確實會使人體的免疫細胞數量增加。

做什麼樣的運動不是頂重要，只要在自己身體舒暢、精神旺的原則下，加上事前的暖身運動，並沒有特別的限制。重要的是規律的運動習慣，若你是「三天捕魚、兩天曬網」一族，不妨找個運動夥伴一起砥礪或制約，也許是個改善的辦法。

✦好品質的睡眠

好品質的睡眠不在時間的長短，而在睡醒後身體與精神舒暢、恢復活力，要達到良好的睡眠品質，最重要的是掌握自己有效的睡眠時段，一般在晚上十一點至凌晨三點是最佳的睡眠黃金時間，並且需進入深層睡眠，也就是熟睡狀態，才能使腦細胞充分休息，以及有效維持免疫系統的運作和免疫細胞的數量。

免疫力小常識

副交感神經

*屬於自律神經系統的一支，分布於腦與薦椎部位，主要功能為保存能量、減少消耗，副交感神經的刺激表現在心跳減緩、血壓下降、瞳孔縮小、代謝活動減緩、修復器官等，與另一支交感神經相互協調平衡。此外，還能支配免疫淋巴球。

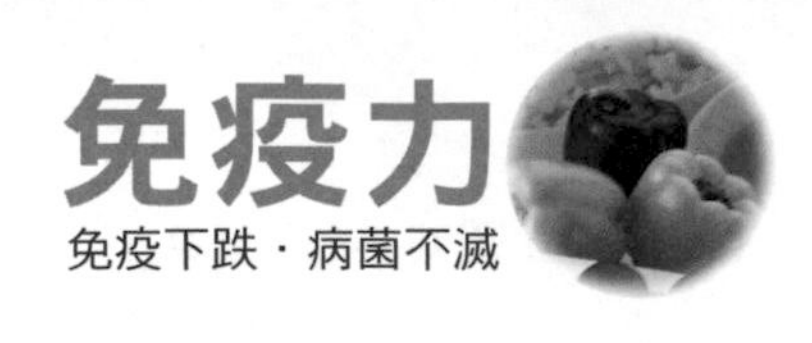

✦喝適量的水

「多喝水沒事」這句廣告詞基本上是沒錯的，水占人體約七〇%，許多生理機能、循環作用需要水來維持，攝取適量的水分可活化與免疫系統息息相關的副交感神經，還有助於身體修護，調節體溫。若水分不足，會影響血液循環，使體溫下降，並間接妨礙體內的氧氣、營養素等的輸送；攝取過量則會稀釋胃液，易造成消化不良。除了正餐食用的湯汁之外，建議每日飲用一千二百至一千三百西西左右的水。

✦正確飲食習慣

正確的飲食習慣，包括正常而規律的用餐時間，不暴飲暴食，七分飽剛剛好，以及下面要談的均衡飲食等，說起來簡單，但問問自己做到了幾項？

✦飲食均衡，攝取有益的成分

食物中的天然成分，是維持免疫系統正常運作的優良來源，而不同的食物含有不盡相同的營養成分，大量偏食或完全不吃都可能造成營養失衡，而波及免疫力。行政院衛生署建議的一般健康成人均衡飲食，為每日適足食用以下幾大類食物：

培養規律的運動、好品質的睡眠，加上正確的飲食習慣等，都是規律、正常生活作息的一環。專家指出，有三分之一的癌症可經由正確的飲食與規律的生活、運動來預防，這些同時也其他免疫疾病重要的輔助療法，從現在起，好好省視自己的生活，珍惜維護健康的大功臣——免疫系統。

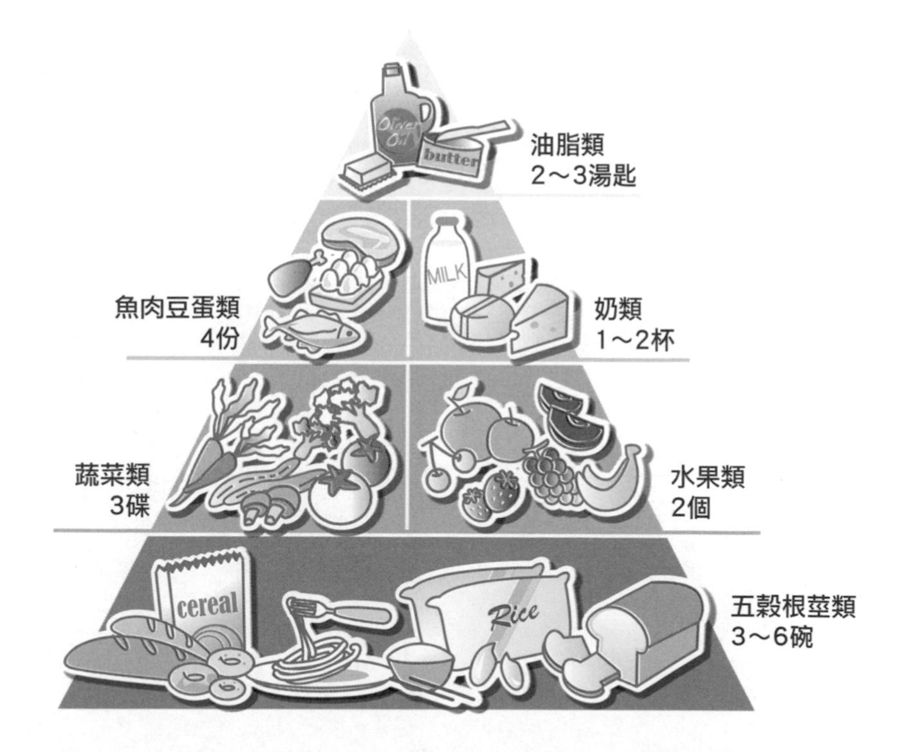

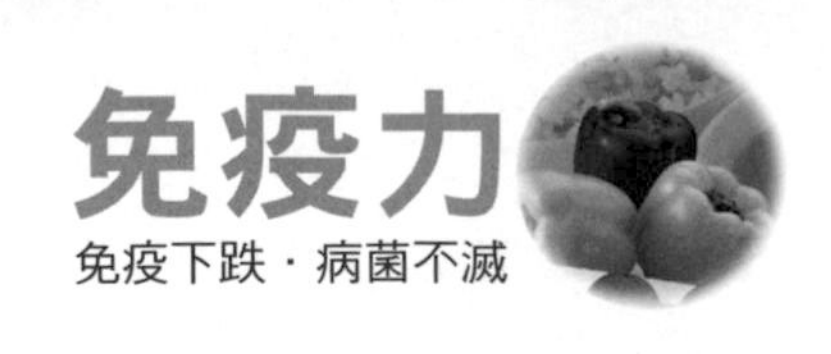

◆免疫力的天然保健品——食物中的營養成分

支持免疫系統正常運作的最大功臣，莫過於食物，因為免疫保衛隊需要養分，才能成長與維持。

吃對食物，不但能維持或改善人體的免疫系統，甚至可輔助調理免疫疾病，這主要是存在於食物中天然成分發揮作用，一旦缺乏，就會影響免疫功能，易使疾病入侵。與其服用藥物或營養補給品、保健食品，而心裡七上八下擔心免疫力失衡、健康失控，不如從均衡的飲食中攝取天然的營養素，既能有效維持免疫系統的正常運作，又無過量攝取之虞。

接下來，將介紹對人體免疫系統有益的主要成分，食用時千萬記得均衡原則，攝取不足與過量，同樣有損於免疫系統。

蛋白質

蛋白質是維持人體生長發育非常重要的營養素，不但是熱量主要的供給來源，也幫助調節生理機能，維持人體生長發育所需。

✦對免疫系統的助益

構成人體免疫細胞、組織與抗體（也就是免疫球蛋白）的主要成分，供應免疫機能所需要的養分，以維持免疫細胞的防禦力，是維持免疫功能不可或缺的重要營養素。

✦怎麼吃

奶類、豆類及豆製品、蛋類、魚類、肉類等都富含蛋白質，此外，全穀類也含有蛋白質。

一般正常均衡的飲食不會缺乏蛋白質，需注意的是優質蛋白質的攝取，最好是動物性蛋白質與植物性蛋白質混合食用。

多醣體

屬於非水溶性成分，雖然名為「醣」，但此「醣」非彼「糖」，並無甜味，可幫助調節生理機能，抑制癌細胞，輔助治療癌症，提高患者的存活率、延長存活期，並且對血糖不穩、高血壓或高血脂、肝功能不良與過敏體質者有益。

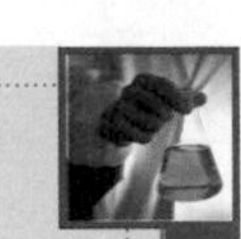

免疫力小常識

優質蛋白質

＊蛋白質中所含的胺基酸比例與人體接近，種類齊全，且含量豐富，人體消化快、吸收率高，便是優質蛋白質。蛋白質效率（PER）與生物價（BV）常被用來評估蛋白質的營養價值，數值愈高，代表蛋白質品質愈好。

✦對免疫系統的助益

多醣體對身體的許多療效，大多是透過活絡人體的免疫機能所發揮的作用，對免疫系統的助益主要有以下幾種：

❶提高巨噬細胞的吞噬力。
❷激活T細胞與B細胞。
❸增加自然殺手細胞的數目。
❹促進細胞激素的分泌。
❺刺激抗體的產生。

❻誘導干擾素的釋放。
❼調節免疫系統。
❽修護免疫細胞與機能。

✦怎麼吃

香菇、蘑菇、銀耳、靈芝、雲芝、巴西蘑菇等許多菇蕈類中的多醣體含量豐富，最富盛名。

此外，還存在其他植物性食物中，如枸杞、黑豆、穀類、薯類等；少數的動物性食物也有，如蝦、蟹外殼中所含的甲殼素，即是存在於甲殼類殼中的多醣體。

免疫力小常識

細胞激素

＊又稱細胞因子，由免疫細胞所分泌、為傳遞彼此間訊息的一種類似荷爾蒙物質，透過細胞激素的作用，引發免疫反應，開始一連串的免疫調節機制與發炎反應，既可對抗細菌、病毒等病原，若分泌過多也可能反過來造成器官功能異常。

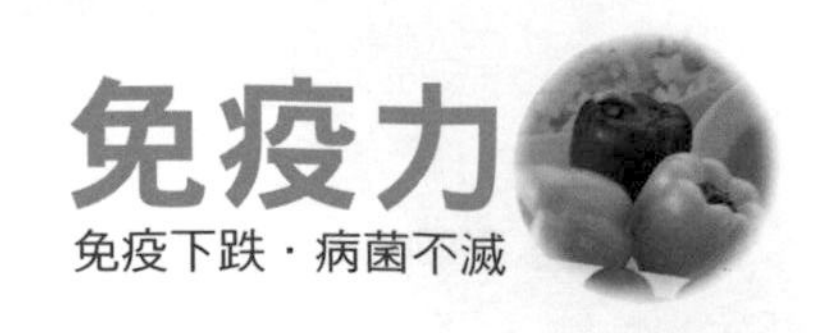

免疫力

免疫下跌．病菌不滅

維生素群

維生素主要的生理功能，在於促進蛋白質、脂肪、醣類等營養素的代謝，調節生理機能，是維持生命活動非常重要的營養素，包括維生素A、B群、C、D、E有關維生素種類的詳細介紹，見下表。

礦物質群

礦物質又稱「無機鹽」，是存在於自然界中的天然元素，其主要作用，是做為身體細胞的構成成分，調節許多的生理機能，如協助養分的吸收、促使新陳代謝與免疫系統正常運作、幫助細胞正常分裂、影響心肌的收縮功能、延緩衰老、毒素的

維生素種類	對免疫系統的助益	怎麼吃
維生素 A	1. 維持上皮組織與黏膜的健康，在喉嚨、鼻子、支氣管、肺部、腸胃與皮膚等處，為人體建立阻擋細菌、病毒入侵的第一道防線，有助於預防感染性疾病。 2. 具抗氧化作用，有助於維持免疫細胞的完整性。	動物肝臟、蛋黃、奶類、魚肝油等。
維生素 B 群	1. 維持細胞生長分裂與新陳代謝的正。常，當然也包括免疫細胞。 2. 維護免疫重鎮之一──胸腺的健康。 3. 幫助人體製造抗體。 4. 維持免疫細胞的活性。 5. 促進蛋白質的消化、利用。 6. 幫助分解營養素轉換成人體所需的能量、養分。 7. 維持免疫機能正常運作。	綠色葉菜類、全穀類、堅果類、蛋、奶類、肉類、動物肝臟、等。

排除、維持體內PH值平衡、幫助肌肉與神經的運作、有助於穩定情緒等。由此可知，礦物質雖然僅佔了人體全身重量的四%，但卻是維持健康不可或缺的重要物質。

由於無法由人體自行合成礦物質，所以必須從食物中攝取補充。根據人體的需要量，可分為多量元素與微量元素，前者的人體每日需要量高於一〇〇

維生素種類	對免疫系統的助益	怎麼吃
維生素 C	1. 強化巨噬細胞的吞噬力。 2. 支援腎上腺，刺激人體製造干擾素。 3. 增強抗體的活性。 4. 強化胸腺功能。 5. 抗組織胺，改善過敏症狀。 6. 抗氧化，維持免疫細胞的完整性與穩定性。 7. 促進膠原蛋白生成，使細胞間緊密相連，減少細菌、病毒等的入侵。 8. 幫助結締組織的形成，減緩類風濕性關節炎症狀。 9. 阻擋病毒與白血球的結合，以減少白血球的損失。	深綠色及黃紅色蔬菜和水果，如花椰菜、青甜椒、芭樂、奇異果、柑橘類水果等。
維生素 D	1. 協助鈣質的吸收利用。 2. 在免疫系統的調節上出一份力。	日曬過的乾香菇、添加維生素 D 的牛奶、乳酪、蛋黃、動物肝臟、魚肝油、魚類等。
維生素 E	1. 增加免疫 T 細胞的活性。 2. 幫助抗體的製造。 3. 增強吞噬細胞的吞噬力，清除濾過性病毒、細菌、癌細胞。 4. 防止免疫要角白血球細胞膜過氧化，有助於白血球的穩定性。	穀類、堅果種子類、豆類、蛋黃、綠色蔬菜等，此外，小麥胚芽油、芝麻油、葵花油、大豆油等植物油也富含維生素 E。

毫克，後者則低於一〇〇毫克。與免疫有關的礦物質主要包括：鋅、硒、鐵、銙、鎂，除了鈣、鎂為多量元素外，其他皆為微量元素，人體的需要量極少，重要性卻著實不可小覷。

特別值得留意的是，礦物質並非自行獨立運作，礦物質與礦物質或與維生素之間，彼此相輔相成，維持平衡，才能取得最佳效果，過量與不及都會損及健康，如攝取過量的鋅會造成銅、鐵的流失；過量的銅會使鋅的量減少；過量的鈉會使鉀減少；過量的維生素D會使鈣異常大量增加等。

此外，存在於大自然中的礦物質，當然也存在於土壤中，栽種出來的蔬菜、水果、五穀雜糧種子類等植物性食物，自然也受影響，這也就是為什麼同一種蔬果在不同產區，其礦物質含量有時差距甚大的原因。

礦物質種類	對免疫系統的助益	怎麼吃
鋅	1. 活化自然殺手細胞。 2. 維持胸腺的健康，進而促進 T 細胞的分化與增生。 3. 增進抗體的數量。 4. 提高體內淋巴球的數量。 5. 許多酵素的組成成分，蛋白質、細胞 DNA 的合成都與之有關。 6. 維護免疫機能，避免免疫系統的組織器官萎縮，以維持免疫功能正常發揮。 7. 研究發現，補充鋅比補安慰劑的人，感冒次數顯著減少許多，也有助於改善咳嗽、喉嚨痛、流鼻涕、頭痛等感冒症狀。 8. 殺死病毒。	蝦蟹貝等類海鮮、雞鴨鵝豬牛羊等肉類、動物內臟（如豬肝、豬腸、豬肚、豬腰、牛肚、鵝肝、鴨血等）、蛋黃、堅果類、豆類、穀類胚芽、麥麩等，含有較多蛋白質的食物，往往也含有較多的鋅。

礦物質種類	對免疫系統的助益	怎麼吃
硒	1. 與維生素 E 有協同作用，防止免疫細胞受氧化作用破壞。 2. 活化 T 細胞。 3. 刺激 B 細胞以產生抗體，可維持甚或提高血中免疫球蛋白。 4. 幫助免疫系統吸收所需的養分如維生素 A、C、E 等。 5. 預防癌症並抑制癌細胞轉移。 6. 明顯增強免疫抗病力。	穀類、堅果種子類、蛋、魚類海產、肉類、動物內臟（如牛肚、鴨血、鵝肝、雞肝、豬肝、豬血、豬肚、豬腰、豬腸）等。蔬果中的硒含量，尤其受土壤中硒含量的影響。
鐵	1. 組成血紅素與酵素非常重要的成分，將氧氣輸送至全身各組織器官包括免疫系統。 2. 維持免疫細胞的正常分化成熟。 3. 維持吞噬細胞的活力與能力。 4. 保護整個免疫應答過程正常運作。 5. 增強抵抗感染的能力。	牛肉、豬肉等瘦肉、動物內臟（如豬血、鴨血、豬肝、鵝肝、豬肚、牛肚、豬腸等）、貝類、蛋、奶類、豆類、海藻類、全穀類、葡萄乾、綠葉蔬菜、芝麻醬等。
銅	1. 與多種免疫細胞的成熟有關。 2. 與抗體的產生有關。 3. 維持吞噬細胞的抗菌活性。 4. 維護網狀內皮系統對感染的免疫應答正常運作。 5. 增強對抗感染的能力。	堅果類、豆類、魚貝類、瘦肉、動物肝臟等。
鈣	1. 與酵素的活化有關。 2. 激活淋巴液中的免疫細胞。 3. 維持免疫細胞的吞噬力，抑制害菌的繁殖。 4. 藉由調節免疫細胞內外鈣質的分布與濃度，促使免疫細胞發出警告訊息，進而製造抗體。	帶骨魚類、奶類、蛋、深綠色蔬菜、豆類等。
鎂	1. 參與體內三百種以上的酵素活動，與免疫細胞有關。 2. 鬆弛支氣管平滑肌，有助於改善呼吸道過敏如氣喘。 3. 維持補體系統中的先天性免疫力正常運作。 4. 減少人體的發炎反應。	穀類、堅果類、豆莢、綠葉蔬菜、海藻類、奶類、瘦肉、海鮮等。

植化素

植化素顧名思義，就是存植物中的化學物質，又稱「植物生化素」，目前所知已超過一萬兩千種，這些植化素雖然不像傳統的營養素如蛋白質、維生素、礦物質等提供人體生長所需的養分，卻是調整或改善體質、增進健康、預防疾病的優秀天然成分，同時還賦予蔬果繽紛的色彩，被視為二十一世紀營養界最受矚目的超級巨星。

特別值得一提的是，這些植化素普遍擁有比抗氧化維生素或礦物質高出許多倍的抗氧化效力，可保

植化素種類	成員	對免疫系統的助益	怎麼吃
類黃酮素	前花青素	1. 抗菌，尤其是病菌引發的尿道感染、胃潰瘍等疾病。 2. 超級抗氧化能力，可保護免疫細胞，預防許多疾病。	存在於茶、葡萄酒，以及紅、紫色蔬果中，如葡萄、蔓越莓、蘋果等。
	花青素	1. 抑制前列腺素合成，具有抗發炎的作用。 2. 抗氧化，保護免疫細胞的完整性。	茄子、葡萄、藍莓、草莓等紫色或紅色蔬果。
	兒茶素	1. 抗菌作用，阻止細菌、病毒附著於細胞上，病破壞細菌分泌的毒性物質。 2. 強大的抗氧化力，能保護免疫細胞的完整性與穩定性。	茶葉、黑巧克力，以及紅色蔬果如蘋果、紅柿等。
	槲皮素	1. 抑制組織胺的分泌，抗發炎症狀，降低過敏反應。 2. 緩解類風濕性關節炎症狀。 3. 優秀的抗氧化力，保護免疫細胞，預防許多疾病上身。	存在於各種色彩的蔬果中，如洋蔥、花椰菜、甜椒、蘋果、櫻桃等。

植化素種類	成員	對免疫系統的助益	怎麼吃
類黃酮素	木犀草素	1. 抑制組織胺分泌，減少過敏反應。 2. 放鬆氣管，減緩支氣管的敏感度，降低氣喘發作的機率。 3. 抑制癌細胞的生長發展。	芹菜、菠菜、萵苣、高麗菜、甜椒、辣椒等綠色、紅色蔬菜。
	檸檬黃素	1. 減少或緩和多種病毒的複製能力。 2. 抗氧化力，能維護免疫細胞的健全。	存在於紅、黃色蔬果的果肉與果皮中，如橘子、柳丁、葡萄柚、檸檬等。
	芹菜素	1. 對抗發炎反應。 2. 抗氧化作用，保護免疫細胞免受氧化破壞。 3. 抑制癌細胞增殖。	如芹菜、西洋芹、九層塔等綠色蔬菜中。
	白藜蘆醇	1. 對抗許多病毒。 2. 抑制腫瘤生長。	桑椹、葡萄等紅、紫色水果中，以及花生、紅酒等。
酚酸類	鞣花酸	1. 抑制消化道病菌。 2. 誘發解毒酵素活性，從而預防癌症與維護免疫系統。 3. 降低化療患者的不適症狀。	存在於紅色水果中如草莓、蔓越莓等。
	阿魏酸	1. 具抗氧化能力，保護免疫細胞。 2. 預防癌症。	南瓜、酪梨、蘋果、鳳梨、草莓等各種色彩的蔬果。
	綠原酸	1. 抗氧化力，防止免疫細胞受到氧化破壞。 2. 活化解毒酵素，減少毒素殘留體內，以免破壞免疫系統與致癌。	如地瓜、茄子、蘋果、蔓越莓、酪梨等各種顏色蔬果。
類胡蘿蔔素（超過六百多種）	β- 胡蘿蔔素	1. 會在人體內轉化成維生素 A，維護上皮與黏膜細胞的健康，守護免疫的第一道防線。 2. 中和破壞免疫細胞的自由基，保護免疫細胞。	存在於橘色、黃綠色與深綠色蔬果，如胡蘿蔔、彩甜椒、菠菜、甘藍菜、地瓜、南瓜、木瓜、芒果等。

植化素種類	成員	對免疫系統的助益	怎麼吃
類胡蘿蔔素（超過六百多種）	茄紅素	1. 強大的抗氧化力，維護免疫淋巴球的正常。 2. 預防許多癌症。	存在於紅色蔬菜、水果，如紅番茄、紅甜椒、木瓜、紅西瓜、草莓等。
	β- 隱黃素	1. 會轉換成維生素 A，維護免疫第一道防線——表皮與黏膜的健康。 2. 具抗發炎作用，緩解類風濕性關節炎症狀。 3. 抗氧化能力，可保護免疫細胞，並預防正常細胞轉變成癌細胞。	玉米、甜椒、木瓜、柑橘類水果、芒果等黃色蔬果。
含硫化合物	蒜素	1. 具有殺菌、抗菌作用，防止感染性疾病。 2. 抗氧化作用，保護免疫細胞。	洋蔥、蔥、韭菜、大蒜等味道濃重刺激的綠、白色調味用植物。
	蘿蔔硫素	1. 具有良好的抗菌效果。 2. 誘發肝臟解毒酵素的活性，間接保護免疫系統正常運作與防癌。	花椰菜、大小白菜、芥菜等綠、白色十字花科蔬菜。
	麩胱甘肽	1. 優秀的抗氧化作用，維護免疫細胞的完整。 2. 活化肝臟解毒酵素，間接維護免疫系統。	存在於各色蔬果中，如菠菜、花椰菜、馬鈴薯、番茄、草莓等。
	吲哚	1. 促進免疫功能的發揮，阻擋細菌、病毒、癌細胞等異物的侵襲。 2. 增強抗氧化作用，保護免疫細胞免受自由基的傷害。 3. 使致癌物質無毒化，抑制乳癌細胞的分裂與生長。	如花椰菜、高麗菜、大白菜等綠色的十字花科蔬菜。
皂素		1. 激活免疫功能。 2. 對抗細菌、病毒。 3. 抑制癌細胞生長。	存在於黃、綠色豆類中，如黃豆、綠豆、豆製品等。

護細胞減少過氧化與過敏原的傷害與刺激，從而降低過敏反應的發生。

牛磺酸

牛磺酸是一種非構成蛋白質的胺基酸，可降低血中膽固醇、預防心血管疾病，強化心臟與肝臟功能，消除疲勞，阻止脂質過氧化，對維持腦部運作與發展尤為重要。

✦對免疫系統的助益

❶保護免疫要角——白血球，能透過與白血球所釋放的有毒物質結合，以降低其毒性或使之無毒化，從而減少有毒物質對白血球的傷害。

❷活化T細胞，並使其增殖，牛磺酸有助於增加進入T細胞的鈣含量。

免疫力小常識

網狀內皮系統

＊是人體內一種重要的防禦系統，它不會主動除去外來的入侵物，而是透過外來入侵物與蛋白質的結合將之辨識出來，才進一步進行清除，主要分布在肝臟、腎臟、脾臟與淋巴組織等處。

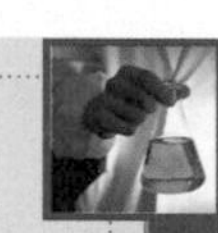

免疫力小常識

腸道免疫力

＊醫界有一派說法，認為人體七〇％的免疫力來自於腸道。這是因為腸道正常消化、吸收，才能供應人體所需的養分，維持包括免疫系統等各種機能的運作，並使有害物質隨糞便排出體外，避免滯留體內產生毒素危害健康。而且集合淋巴結守護在腸道會對入侵此處的異物起反應。

✦怎麼吃

以魚、貝等海鮮類的含量最豐富，也大量存在於豬肉、牛肉、羊肉等肉類中。

益生菌

益生菌是幫助排便順暢、預防與改善便秘、腹瀉的當紅健康明星，可幫助減少毒素等有害物質滯留體內，間接對許多疾病的預防以及青春的維持產生正面的影響。

✦對免疫系統的助益

❶調節腸道的菌叢生態，刺激免疫反應，做好腸道免疫。

❷活化並調節免疫T細胞，從而減少過敏症狀。
❸改善、緩解呼吸道與皮膚等過敏症狀，做為營養輔助治療之用，如持續飲用含LP33益生菌的優酪乳達八周以上，能有效緩解過敏症狀。
❹活化與促進自然殺手細胞增生。
❺刺激細胞激素分泌。
❻保持免疫活性。

✦怎麼吃

存在於許多乳製品中，如乳酪、優酪乳、養樂多等各種乳酸菌飲料。

免疫力小常識

多元不飽和脂肪酸

＊包括Omega-3、Omega-6，屬於必需脂肪酸，人體無法自行合成，必須從食物中攝取，以免造成缺乏之症，是人體內組織與細胞膜的重要成分，能轉變成體內重要的調控物質，如凝血素、前列腺素、白三烯素等，能調節生理作用。

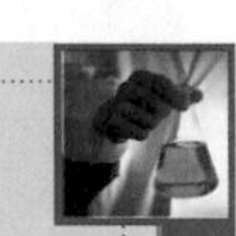

免疫力小常識

前列腺素

*是一種人體內廣泛分布於各器官組織的活性物質，以羊水與精液中的含量最高，具有降血壓、促進平滑肌收縮、鬆弛氣管與支氣管、抗血小板凝聚等作用，與懷孕生育、改善氣喘、脂肪和醣的代謝、神經傳導物質與各種激素的調節有關，同時也會引起發炎反應。

益生菌易被體內的多種分泌液破壞，必須通過如胃酸等消化液的考驗，進入腸胃，才能被人體吸收利用。最好能多方食用不同菌種製成的食品，透過觀察身體變化，來找到適合自己的益生菌。

深海魚油 Omega-3 脂肪酸

我們經常見到標示為 Omega-3 脂肪酸、ω-3 脂肪酸或 Ω-3 脂肪酸，其實指的都是同一種東西，一種對人體有益的多元不飽和脂肪酸，其中包括大家耳熟能詳的 EPA 和 DHA，會影響腦部、眼睛、心臟、腎臟、神經系統的正常運作。

許多研究發現，多攝取天然的 Omega-3 脂肪酸，有助於減少多種癌症與新血管疾病的罹患率，控制血壓、降低壞膽固醇與三酸甘油酯、改善憂鬱症、促進腦部發育、預防老年失智等。

✦對免疫系統的助益

❶幫助健全細胞膜的生成。

❷緩解發炎反應，阻斷過敏反應物質，Omega-3 脂肪酸在體內合成抑制過敏反應物質—前列腺素 PGE3，來和 Omega-6 脂肪酸合成的激烈過敏反應物質前列腺素 PGE2 相抗衡，從而減少過敏反應的強度，達到抑制發炎反應的目的。

免疫力小常識

反式脂肪酸

＊將不飽和脂肪酸經過氫化處理，透過改變原來的結構式，反轉為反式脂肪酸，藉以達到耐高溫、不易變質、延長保存期限的目的。但它會提高過敏性疾病、心臟病、癌症、代謝症候群等許多疾病的罹患率，儼然成為健康公敵。

❸預防過敏性疾病、感染性疾病、自體免疫疾病。
❹維護關節健康，保持關節靈活度，有益於類風濕性關節炎患者。

✦怎麼吃

鮭魚、鮪魚、鯖魚、鰹魚、鯡魚等深海魚，是富含Omega-3脂肪酸的食物，尤以魚眼窩處含量最高。

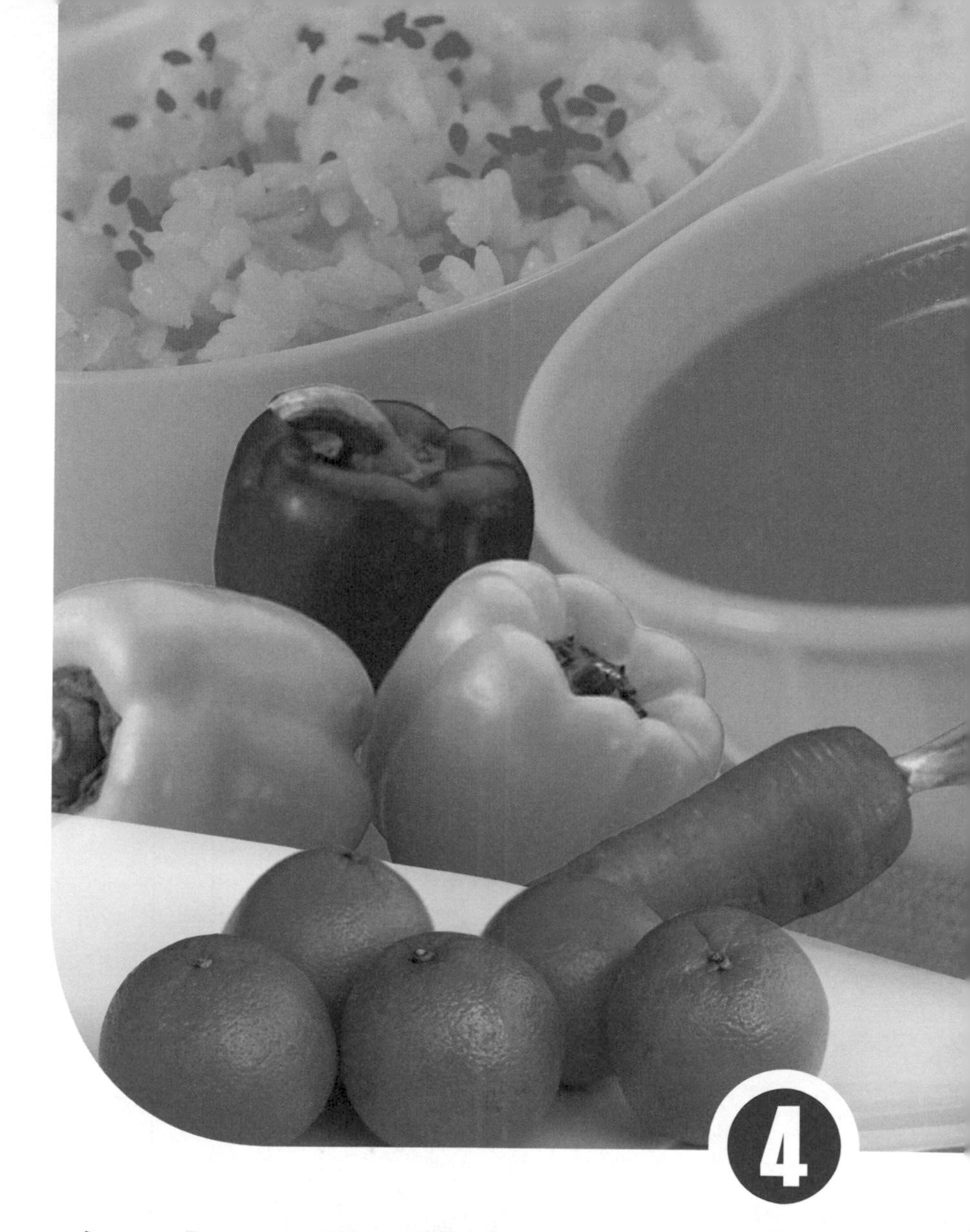

4

CHAPTER

免疫力常見的 101 個關鍵問題

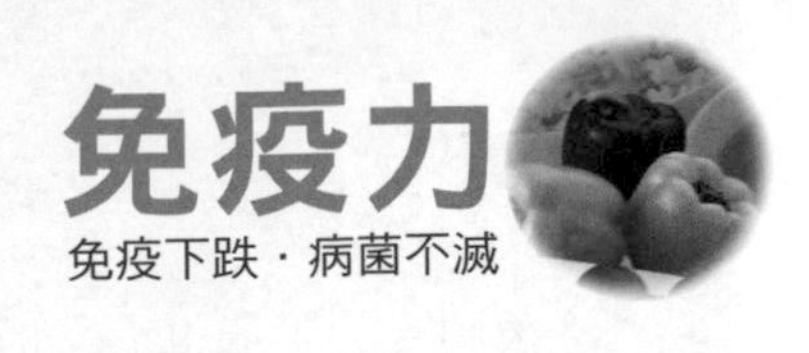

◆ 揭開免疫力面紗

Q1 免疫力等於抵抗力嗎？

「增強免疫力，就可以抵抗疾病」這樣的說法經常聽聞，容易跟上「流行」罹患感染性疾病，往往多與免疫功能下降有關，所以很多人直接將免疫力與抵抗力畫上等號。

事實上，免疫力並不等於抵抗力。

免疫力是免疫系統發揮的能力，包括抵抗細菌、病毒、癌細胞等異物的侵襲，預防疾病的發生，以及罹患疾病之後，身體的自行治癒能力。所謂的「抵抗力」只是免疫功能中的其中一樣。

對抗疾病，當然是希望是抵抗力愈強愈好，但免疫力可非一味增強就保證健康、不生病喔，免疫力低下固然容易被病菌侵襲，而感染某些疾病，免疫力過強或過度敏感，也可能引發過敏或自體免疫疾病，對人體健康的危害性，未必小於免疫力低下所造成的。抵抗力是愈強愈好，而免疫力則是以調節適中最好，兩者並不全然等同。

Q2 免疫力愈強愈好？

前面提過，免疫力不等同於愈強愈好的抵抗力，過強的免疫力不但無法為自身的健康掛保證，原本捍衛身體的免疫大軍還可能反過來帶頭造反，不分敵我的發動免疫大戰，輕則引發過敏症狀，重則罹患紅斑性狼瘡、類風濕性關節炎、僵直性脊椎炎、重症肌無力等自體免疫疾病，至今仍無法治癒、令醫師們束手無策的惡症。

像數年前國內外爆發人心惶惶的SARS，罹患者並非全都是免疫力低下的人，有些病患是呼吸衰竭、肺臟嚴重損毀而死，而醫學界有一派的推斷認為，這是免疫系統過度作用所致。

免疫力的好壞，重點不在強與弱，而是維持一種「動態平衡」，因為免疫力的情形並非恆定不變的，有時候稍強，有時候稍弱，例如早上剛醒時免疫力稍稍低了點。因此從飲食、運動、生活等方面打造良好免疫力時，務必留意維持平衡的觀念，不要再一味強化免疫力了。

Q3 為何說皮膚與黏膜組織是免疫系統的第一道防線？

皮膚覆蓋在人體表層，是人體最大的器官，也是人體與外界接觸的第一線，免疫戰爭首先在此開打，而黏膜組織則從呼吸道開始，分佈至泌尿系統出口，是人體與外界抗原接觸的主要部分，在健康的情況下，能保護身體不受外來細菌、病毒等異物侵害。

皮膚具有保護深層細胞免受傷害、偵測來自環境的刺激，以及促進預防抗原物質的功能，而且皮膚所分泌的汗液和皮脂中含有抗菌物質，會捕捉細菌。

至於黏膜組織，不但細胞與細胞之間十分緊密連結，讓細菌無隙入侵，而且產生抗體的B細胞也分布其間，能與病毒結合，使病毒轉為無害或降低毒性，還有淚液、黏膜液中的酵素會分解細菌的細胞壁。

以上就是皮膚與黏膜組織之所以能站在免疫系統第一線抵抗疾病、捍衛身體健康的秘密。

Q4 免疫力低落從腸道開始？

由於所有吃下肚的食物，都得進入腸道進行消化、吸收的工程，因此腸道接觸到細菌、病毒或過敏原等的機會多多，免疫防衛戰在此開打。

腸道布滿絨毛，一方面可幫助人體吸收吃進的食物營養素，但一方面隨著食物的進入，也帶來各種細菌、病毒、過敏原等異物，腸道絨毛分布提高了異物可能入侵的機會，所幸絨毛之下就是許多T細胞、B細胞等免疫細胞所在，是免疫反應的作用區，在此處的吞噬細胞會直接抵抗入侵的異物，免疫戰爭可能在此開打。

前面提到的黏膜組織也分布在腸道，人體大約有六〇%以上的淋巴細胞在此，每日由此處產生的抗體也在體內占有舉足輕重的份量。

腸道號稱人體最大的淋巴器官，在免疫系統中如此重要，無論是發揮免疫功能，抵抗入侵異物，還是吸收有助於維持免疫功能運作所需的營養素，都與腸道密切相關，所以腸道堪稱免疫力好壞的指標處。

Q5 與免疫機能相關的疾病，該看哪一科？

與免疫機能相關的疾病，主要是過敏性鼻炎、氣喘、異位性皮膚炎等過敏疾病，紅斑性狼瘡、類風濕性關節炎等自體免疫疾病，這類疾病多屬無法根治的疾病，應該找「過敏免疫風濕科」的專科醫師就醫。

「過敏免疫風濕科」在台灣出現的時間說長不長，說短不短，已有二十多年了，卻未必每間醫院都有設立此一專科。

一般來說，「過敏免疫風濕科」的醫師其實大多已有內科或小兒科的專科醫師資格，然後再接受免疫學與風濕病兩門專科醫師訓練之後，取得專科醫師資格，專門診斷與治療過敏、自體免疫與風濕等疾病，目前國內過敏免疫風濕科的專科醫師並不多。

Q6 有針對免疫力做的健檢嗎？

除了平日做做如本書第4頁所列的自我檢測，留意自己的身體免疫情況之外，也可以前往健檢門診做檢測，「風濕自體免疫健檢」、「過敏免疫健檢」、「免疫學檢查」、「免疫風濕學檢查」健檢名稱不一，檢查的內容大同小異。不過，除非病症嚴重或經常受感染的人，否則一般健康的人並不需要特別做免疫健檢。

由於目前尚未能完全徹底地了解免疫機能，所以只能針對已知部分做檢測，以下是主要的檢測項目：

❶血液檢查，見下表

❷免疫球蛋白，包括IgG、IgA、IgM的抗體濃度。

❸補體。

❹類風濕因子。

❺各種抗原、抗體檢查，如白血球抗原、抗核抗體等。

血液檢查項目	檢測內容
血液常規檢查	包括：紅、白血球計數、血色素檢查、血球容積、血紅素濃度、血小板計數等。
白血球分類檢查	包括：淋巴球、顆粒球、單核球、鹼性球、酸性球等免疫細胞。

Q7 自由基也會損害免疫力？

自由基是人體產生的一種物質，在身體透過氧化作用產生所需能量的過程中所製造的產物，在細菌、病毒入侵時，白血球的表面也會製造自由基來對抗細菌、病毒。這種物質雖然具有殺菌、抗菌的功能，但是它極度不穩定的性質，在人體內肆意衝撞，使細胞組織喪失功能，使人體衰弱、老化，甚至生病，對人體的破壞力大於幫助。

免疫系統的平衡與否，與自由基有關，因為自由基對細胞的衝撞破壞，也包括免疫細胞。這些到處游離的自由基，會獵取周遭細胞的脂肪、蛋白質等養分，進而破壞細胞膜，不但使免疫細胞喪失其免疫作用，甚至還可能致使其叛變。

所以，自由基對免疫力的損害是肯定的。

Q8 節食減重會不會降低免疫力？

節食是否真能達到減重瘦身的目的，先撇開不談，不當的節食，尤其是極度不均的飲食或缺乏營養時，的確會造成免疫力下降。

就飲食來說，與其節食，不如調整飲食比例來得重要。現代人往往在不知不覺中吃進了許多高熱量、高脂肪的食物，這是造成肥胖的元兇，維持七、八分飽的食量，減少高熱量、高脂肪的食物，多吃新鮮蔬菜與水果，才能有效兼顧減重與免疫力的維持，這是因為新鮮蔬果有以下的益處：

❶新鮮蔬果含有豐富的膳食纖維與水分，可增加飽足感，用餐先吃蔬果，有助於減少其他高熱量、高脂肪食物的攝取。

❷新鮮蔬果中的膳食纖維有助於排便順暢，避免宿便囤積，造成小腹凸凸的身材，也避免宿便中的毒素滯留體內損害免疫機能。

❸新鮮蔬果中存在大量的天然植化素、維生素、礦物質等，是維持免疫系統正常運作的重要支柱。

Q9 壓力會壓垮免疫力？

壓力確實會使免疫力降低，使人體容易被細菌、病毒成功突襲。只要我們仔細觀察，會發現當壓力大、精神緊繃時期，特別容易出現一些免疫力失衡的徵兆，如嘴巴

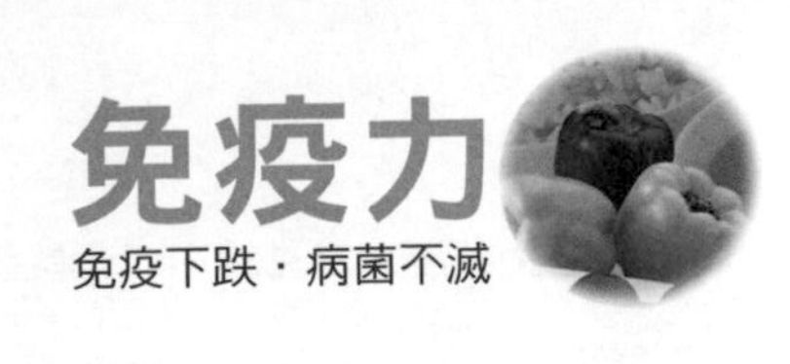

破、胃痛、冒痘痘、痠痛、失眠等。像嘴巴破，就是原本存在於口腔、彼此相安無事的細菌們，發現人體免疫力下降，立刻突破限制，因而造成口腔潰爛症狀。

壓力壓垮免疫力，可不只是「心理作用」，研究發現，面臨壓力時，腦下視丘會分泌腎上腺素釋放因子，從而刺激腦下垂體，再進一步促進腎上腺分泌皮質脂酮，這種物質能提高血糖，以提供人體對抗壓力所需的能量，但它也可能對免疫系統造成負面影響，如免疫白血球的數量減少、破壞細胞的免疫反應、妨礙抗體的製造，甚至影響整體的免疫系統衰弱。

◆日常生活增免疫

10 運動過度，反而造成免疫力下降？

加拿大多倫多大學的一項研究發現，運動強度過高、過度密集的運動，換言之就是持續劇烈的運動，反而會對免疫系統造成損害。

這項研究是針對十九歲至二十九歲不常運動的人取樣，研究中讓這些人持續十二週，分別進行每週三次、五次四十分鐘的有氧運動，然後在血液檢查中發現，每週運動三次自然殺手細胞提高了二七%，而每週五次者僅提高二一%；每週運動三次者的免疫細胞數量不變，而每週五次者減少三三%之多。

這項研究證實了適度的運動，確實可以維持良好的免疫力，但過度的運動，卻會過度刺激交感神經，致使自律神經失衡，造成免疫力下降。一般人每週運動三次，每次至少三十分鐘，持續的維持運動習慣，就能達到運動免疫的目的了。

Q11 哪些運動維護免疫力的效果佳？

對於有益於免疫力的運動項目並沒有特別的推薦，只要是適合自己健康狀態、運動強度適度的運動，對免疫機能都有幫助，以下針對幾種運動需求做介紹：

運動需求	建議運動項目	益處或注意事項
增加身體靈活性	瑜珈、彼拉提斯、太極拳、伸展操。	這類運動的伸展配合呼吸，可刺激免疫系統中的胸腺，避免過早萎縮老化，有助於免疫力的維持。
提高身體含氧量	游泳、跳舞、健走、慢跑、有氧體操、騎單車。	這類運動有助於增加肺活量，調節呼吸的規律與深度，並幫助調節血液中免疫細胞的比例，適合身體缺氧的人。
增強體力	瑜珈、彼拉提斯、游泳、水中有氧運動、健走。	每日最好能持續至少三十分鐘，有助於調節免疫力，適合體力差、肌肉無力的人。
放鬆緊繃肌肉	瑜珈、太極拳或氣功。	緩慢而深沉的伸展動作，對放鬆長期緊繃、僵硬的肌肉，頗有幫助。

12 環境太乾淨，反而容易過敏？

有些人認為，幼年時接觸細菌、病毒、過敏原等異物，可能可以減少過敏症狀的發生，雖然這項看法仍有爭議，卻不斷有研究發現這種傾向。一份在美國醫學期刊發表的研究便指出，生長環境的衛生條件較差的幼童，過敏性疾病的罹患率反而較低。另一項歐洲的研究則發現，愈清潔的飲食、愈不常接觸細菌、使用愈多抗生素的幼童，罹患過敏的機率愈高。

不少臨床病例也發現這個現象，有些父母擔心周遭環境充斥細菌、病毒，頻頻幫嬰幼兒洗澡「殺菌」，用了很多清潔用品消毒，結果反而出現皮膚搔癢等過敏性疾病。究其原因，可能是免疫系統缺乏刺激，無法分辨哪些是真正具威脅性的敵人，哪些則是無害的物質，未經「訓練」的免疫系統很容易就過度反應。

13 泡澡可提高免疫力？

體溫低，被視為免疫力衰弱的一種反應，經常四肢冰冷、體溫低於36℃的人，除了運動，還可以利用臭氧機來泡澡，以促進血液循環，由外而內逐漸提高體溫，刺激副交感神經，從而調節免疫系統。

泡個良好免疫力的澡，以下幾點需特別留意的：

❶泡澡的水溫，維持在三十七至三十九度正好。冬天水溫快速降低，可適時加入熱水。

❷泡澡的水位，蓋過肚臍眼剛剛好。水位過低不足以泡澡，水位高過心臟，會造成心臟負擔。

❸泡澡時間，十五至二十分鐘恰恰好。過長時間，恐怕會造成頭暈或心臟負擔。

❹泡澡前、泡澡後，最好都能喝杯溫水，前者是預防泡澡的過程中脫水，後者則補充泡熱水澡所流失的水分。

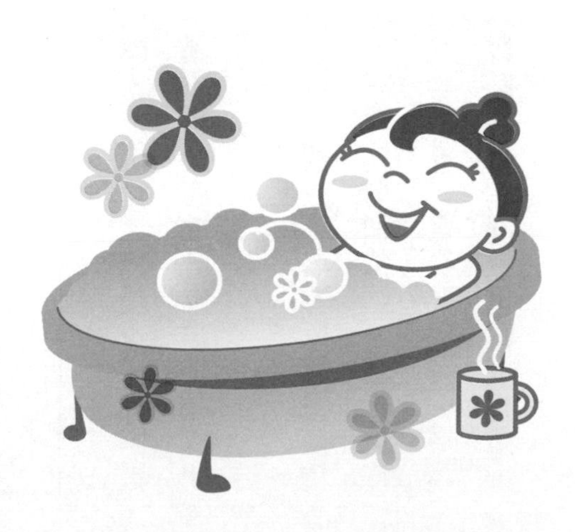

14 聽說精油按摩可以增強免疫力？

據邁阿密大學的研究指出，每天進行四十五分鐘的按摩，一個月後能使免疫細胞數量增加，明顯提升免疫功能。而精油對醫療的作用至今爭議不斷，在部分國家如德國、法國等，確實已被作為醫療之用。

相信精油療效的人認為，精油中含有許多有益人體的化學物質，透過按摩可使精油的微小分子進入人體內，促進淋巴系統的循環代謝功能，有助於增加抗體、維持免疫力。而且，從天然植物中萃取提煉出來的精油，其中有些成分本來就是藥物的前身。

而另一派對精油投不信任票的人，則是認為沒有經過科學驗證，療效也難以判斷，不足以採信。

無論如何，精油香氛的氣息讓人聞了心情舒坦愉悅，透過按摩可以活絡人體經絡，傳入大腦，可促進影響心情的血清素、腦內啡等分泌，從而影響心情、舒緩壓力，對免疫力的維護也不無幫助。除了本身對精油過敏的人之外，一般人不妨試一試。

Q15 睡眠和免疫功能有關係？

許多研究發現，睡眠會影響人體許多機能的運作，其中也包括免疫系統，身體在沒有獲得充足休息的情況下，會影響免疫T細胞的數量，使免疫力下降。

Q16 打坐、靜心也會增強免疫功能？

打坐靜心時，人處在一種意識清醒、沒有雜念的休息狀態，這時候的副交感神經活絡，會釋放一種神經傳遞物質——乙醯膽鹼，這種物質與受體結合，會產生使血管舒張的活性物質，還能抑制病毒活性，具有對抗發炎的

偷走睡眠的兇手	1. 睡前情緒起伏，思緒難平。 2. 睡前吃太飽，已準備休息的身體卻還得忙著消化食物，影響睡眠。 3. 喝咖啡、茶等刺激性飲料。 4. 開燈睡覺，抑制褪黑激素的分泌，刺激交感神經活動，疲憊的身體無法得到充足的修復，影響免疫力。
良好的睡眠免疫	1. 睡眠時間要充足，未必非得睡足八小時，但熟睡時間不可少於兩小時，以醒後神清氣爽為準。耶魯大學研究發現，熟睡少於兩小時者比超過四小時者，罹患免疫相關疾病的機率高出三成。 2. 規律的睡眠，不熬夜，維持良好的生理時鐘，有助於良好的睡眠品質。 3. 每天晚上十一點至凌晨三點，最好能進入熟睡階段。 4. 每個人習慣的「睡眠儀式」不同，如睡前誦經、看書、聽音樂等，可促進睡眠。

作用。根據一項研究發現，打坐靜心持續一小時以上，免疫大軍中的白血球細胞壽命延長，對抗病毒的基因增加。

而且，打坐靜心既是處在沒有雜念的狀態，心緒平穩，緩慢規律的調息，有助於人體氣血的流暢，對免疫功能也有正面的影響。

那麼，該如何打坐靜心呢？其實並不需要特殊的場域、儀式或時間，只要能規律、緩慢而深長的調整呼吸的頻率，讓心緒靜下來，並將這份平靜帶到日常生活中。

17 笑一笑也能增強免疫力？

笑，不但是紓解壓力的良方，也能調節免疫力，這樣的說法陸續得到研究證實。美國一項研究指出，笑能使干擾素明顯增加，促進免疫細胞的活性，有益於維持免疫系統的良好運作。還有一項科學實驗發現，笑的確能使自然殺手細胞的活性出現顯著的增加。

笑一笑，能使心情愉悅，神清氣爽，精神暢快，影響所及，中樞神經系統處於最佳狀態，人體各機能協調，自然有助於免疫系統的平衡。

相反的，負面的情緒如沮喪、恐懼、憤怒等，則會使神經系統失調，由心理影響生理，出現肩膀痠痛、呼吸急促類似氣喘等症狀。中醫也有過度情緒傷身的說法：「怒傷肝，喜傷心，思傷脾，悲傷肺，恐傷腎」。

所以，沒事笑一笑，有助於調節免疫系統，有益身心健康。

18 好的人際關係對免疫機能也有影響力？

美國匹茲堡大學的研究發現，擁有良好社交關係的人，同時也擁有良好的免疫功能。好朋友多的人，比起沒什麼可以吐露心事的朋友，或較為內向者，免疫功能好，不易感冒。

其實，朋友對免疫機能的正面影響，跟打坐靜心、笑一笑同屬於精神免疫的一環。透過與好朋友的交往，彼此分享快樂與歡笑；在心情沮喪、憂傷、有煩惱時，跟朋友互吐苦水，撫慰情緒，有助於消除緊張與心情疲憊，減少孤獨、負面的情緒。

不過，可別以為朋友多多益善，與過多人往來，反而可能變成一種壓力。與其勉強自己與一堆泛泛之交頻繁往來，不如擁有幾個能相互吐露心事的知交好友。朋友對免疫力的正面影響，「重質不重量」。

◆免疫力飲食警戒區

19 營養不良是免疫力殺手？

營養不良包括營養攝取不均、營養缺乏等情況，根據研究發現，營養不良的人對感染性疾病的抵抗力較弱，細菌、病毒等容易入侵引發疾病，對免疫系統所造成的影響極大。

人體免疫系統的組成、運作，在在需要許多的營養素來支持，若是營養缺乏，固然會影響其運作，甚至是免疫細胞、組織、器官本身，以及免疫武器——抗體的產生；某些營養素攝取過量，可能會過度強化免疫力，而倒過來反噬自體。

造成免疫力降低的原因很多，營養不良正是兇手之一，而且影響最為關鍵，可以說，均衡的營養，是維持免疫系統運作的根本，要有良好的免疫力，就從吃做起。

20 吃甜食為什麼會降低免疫力？

甜食，無論在中醫還是西醫，都被認為會對健康不利，少吃為妙，甜食真的如此不良嗎？

《美國臨床營養期刊》（*American Journal of Clinical Nutrition*）的一則研究報導中，指出葡萄糖、果糖、蔗糖、蜂蜜、果汁等對免疫系統的破壞力，每一百公克的糖分會損害對抗細菌、病毒等的白血球的吞噬力，在糖分消化之後五小時，免疫力仍持續降低。

還有另一項研究指出，在食用糖分後約三十分鐘，免疫細胞的活動就會逐漸趨緩，若過量食用，甚至會使免疫系統罷工，至少得超過五個小時才能逐漸恢復。而每日攝取超過一百公克的糖分，就會顯著影響免疫系統。

甜食除了能讓有些人心情愉快外，幾乎都有害無益，難怪被中西醫視為「公敵」。

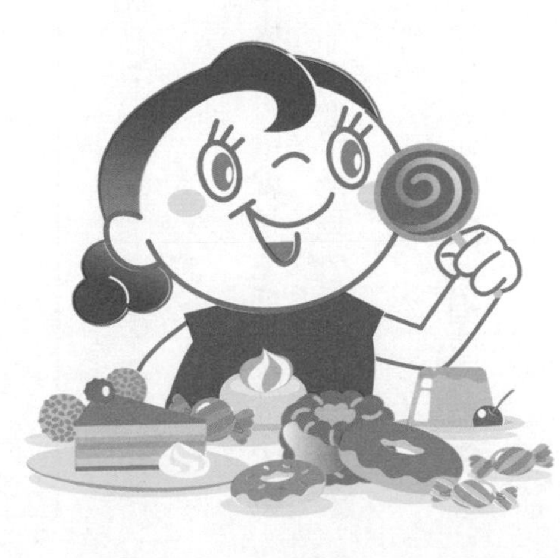

21 含糖飲料會扼殺免疫力？

前面已經提過，吃甜食對免疫系統的危害，甜食的材料中，糖占了一席之地，含糖飲料也是。

愛喝含糖飲料或甜食的人往往容易感冒、生瘡、生痰等，這就是免疫力降低的徵兆。含糖飲料往往使用精製糖，這種糖甜度高，營養價值卻很低，礦物質幾乎都已損失殆盡。

研究發現，若人體內完全沒有精製糖，血液中的白血球能殺死十四個細菌，但喝一罐汽水，就只能殺死一個細菌，免疫力差異之大由此可見。

破壞免疫系統，每日只要攝取超過一百公克的糖分就夠了。別以為這樣的攝取量很大，隨便一份下午茶，如一杯冰咖啡加一塊蘋果派，含糖量大約就高達五十公克，你可知道自己每日吃下多少糖分？現在很多食物都有營養標示，不妨持續記錄幾天，觀察自己的飲食情況。

22 為什麼油炸食物會使免疫力降低？

油炸或油膩食物的共同點就是高脂肪、高熱量食物，跟甜食同樣都被列入中西醫的飲食公敵名單中。

《美國臨床營養期刊》（*American Journal of Clinical Nutrition*）有篇研究報導提到，血液中的脂肪含量過高時，會使白血球的吞噬能力大幅降低，干擾人體抵抗細菌、病毒等感染的能力。美國麻薩諸塞大學一項研究則指出，降低脂肪的攝取量，自然殺手細胞的活性顯著提升。

若使用含有 **Omega-6** 脂肪酸的油脂，例如大豆沙拉油高溫烹調食物，就會產生大量破壞免疫細胞的自由基。此外，攝取過量的油脂，會使免疫細胞鈍化，而無法立刻偵查到入侵的細菌、病毒等異物，甚至喪失作戰能力。

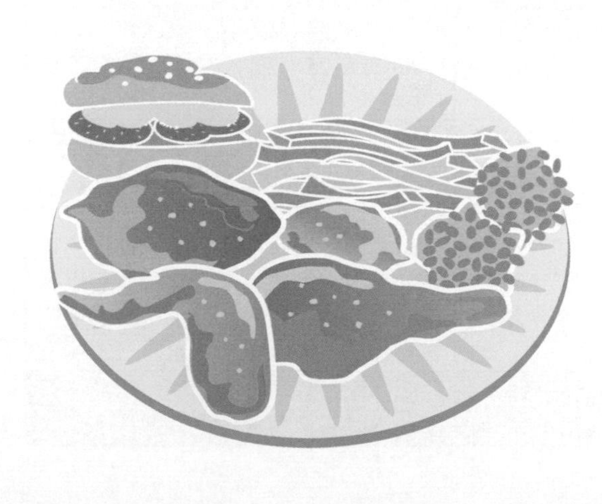

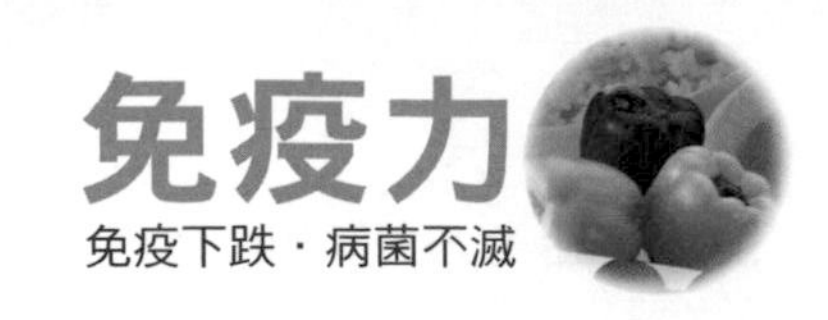

Q23 殘害免疫力的六大食物？

吃對食物，有益免疫力，吃錯食物，也可能殘害免疫力，下表就是六大類損害免疫力的壞食物：

Q24 太晚進食會影響免疫機能？

夜間睡眠時，位在人體大腦中的松果體會分泌一種褪黑激素物質，以抑制交感神經興奮，使許多生理機能運作的速

六大壞食物	哪些食物	如何殘害免疫力
高脂肪食物	如肥肉、豬皮、雞皮、鴨皮、炸雞、炸雞排、薯條、洋蔥圈等油炸食物、含油酥糕餅等。	請參考 127 頁 Q22。
高鹽食物	如洋芋片等零食、鹹魚、臘肉、醬瓜、豆腐乳等醃漬食品、重鹹味料理等。	高鹽食物也就是高鈉食物，過量食用會造成體內鉀含量不足，不但易罹患高血壓，還會提高免疫細胞老化、癌化的風險。
含糖食物或飲料	如蛋糕、餅乾、布丁、果凍、汽水、可樂、含糖紅茶等。	糖分會損害對抗細菌、病毒等的白血球的吞噬力，請參考 125 頁 Q20 與 126 頁 Q21。
含咖啡因飲料或食物	如咖啡、可樂、巧克力等。	會抑制免疫細胞的繁殖生長，減少抗體的產生，並加速營養素的消耗。
加工食品	如各種食物罐頭、泡麵、肉鬆等，以及注射或食用藥物或荷爾蒙的豬、牛、雞、鴨、鵝等肉類。	經過「毒奶事件」的處理，大家可以此類推，加工食品中被核准添加的物質未必對人體無害，研究調查發現，有些食品的化學添加物會引發過敏反應、破壞免疫細胞，甚至直接致病。
冰冷食物	各種冰品、冷飲等。	會使體溫下降，從而影響包括免疫系統在內的各種生理機能的運作。

度緩和下來，如心跳速率趨緩、血壓和血糖下降、血液循環減緩等，以便使身體進入睡眠休息的狀態。

除此之外，褪黑激素還能促使T細胞合成，並透過T細胞上的受器促進細胞介質的分泌，從而幫助維持免疫系統的運作。

若是太晚進食，會影響睡眠，使人體減少褪黑激素的分泌，交感神經長時間持續興奮，人體的諸多器官機能無法獲得休養喘息的機會，進而影響免疫機能。

前面也提過規律的生活作息，有助於維持良好的免疫機能，不規律或太晚用餐，擾亂了人體的生理時鐘，對免疫機能可是大大不利。

◆免疫力飲食安全區

Q25 胺基酸能有效增強免疫力？

胺基酸是構成蛋白質的單位，我們吃進的各種蛋白質食物，經過腸胃的消化分解，會變成分子結構較小的胺基酸，大大提高了人體的消化吸收率。蛋白質品質的好壞，其

免疫力

免疫下跌・病菌不滅

實就看是由哪些胺基酸所構成的，含有人體所無法自行合成的必須胺基酸種類愈多，品質愈優。

胺基酸既是組成蛋白質的單位，蛋白質對免疫系統的助益，如構成人體免疫細胞組織與抗體、維持免疫細胞功能等，也是胺基酸對免疫系統的功用，所以胺基酸確實有助於免疫力，而且胺基酸比蛋白質更容易被人體所吸收，這點是胺基酸更勝之處。

市面上雖然有胺基酸的補充劑，不過一般人平日大多已是高蛋白飲食，需要擔心的不是胺基酸不足，而是種類攝取不均的問題，一般來說，動物性蛋白質所含的必需胺基酸種類較齊全，含量也較充足，而五穀類的必需胺基酸中離胺酸含量較低，豆類則是甲硫胺酸與色胺酸的含量較少。以下表列數種必需胺基酸。

必需胺基酸
■ 色胺酸
■ 纈胺酸
■ 離胺酸
■ 組胺酸
■ 白胺酸
■ 異白胺酸
■ 羥丁胺酸
■ 苯丙胺酸
■ 甲硫胺酸

26 手術後病患補充胺基酸，可降低術後感染？

在接受手術之後，大部分的人都有這樣的「共識」：要吃多一點、吃好一點，快快把身體「補」回來。其實，不管中醫師、西醫師還是營養師都認為這樣胡亂補非常不妥，補要補得對，才能真正發揮「補」的作用。

一般手術後的病患，有手術傷口，建議補充胺基酸，以建造與修補細胞、組織，但胺基酸種類多，可在專業營養師的建議指導下服用。

在此，介紹一種特殊情況下需要大量補充的胺基酸——麩醯胺酸，這種胺基酸不但可幫助術後恢復體力，調養身體，更重要的是，可幫助降低手術後最令人擔心的術後感染風險，這主要來自於它所具備的功能：

❶供應人體免疫細胞所需的能量。
❷提高正常細胞的再生力，促使手術傷口盡快癒合，以降低傷口感染的機率。
❸幫助食欲的提升，可避免術後營養不良而影響身體復元的速度。

27 癌症病患做化療、放療時，要多攝取胺基酸？

癌症病患接受化學治療與放射線治療時，體力與抵抗力大為衰弱，免疫機能也受損，可能出現噁心、嘔吐、疲倦、食欲減退、掉髮、口腔黏膜潰瘍、感染等副作用，此時建議在專業營養師的指示下，佐以胺基酸的營養輔療。

胺基酸是組成蛋白質的基本單位，是人體細胞、組織構成與修復的主要營養素，也是免疫系統運作不可或缺的養分，這些胺基酸物質一般儲存在肌肉中，食欲減退的癌症病患無法從飲食中獲得足夠的營養時，身體就會從肌肉中釋出胺基酸來支持生理運作，若是無法補充足夠的胺基酸時，病患就會愈漸消瘦，進而影響免疫機能與細胞組織的修復能力，嚴重者會促使人體沒有足夠的營養與體力支撐種種治療過程，甚至衰弱至死。

這可不是危言聳聽，據研究調查顯示，高達四成的癌症病患並非死於癌症本身，而是營養不良所造成的。所以，不但需要均衡飲食，胺基酸種類齊全、比例適當、含量充足的蛋白質食物，更應增加食用量。胺基酸除了恢復甚至增強體力，以支持癌症的治療外，其中的麩醯胺酸，對接受化療或放療的癌症病患幫助尤大。

接受化療或放療的癌症患者，血中麩醯胺酸濃度大幅下降，會對免疫系統造成影響，急需補充麩醯胺酸來使受損的免疫機能恢復，研究證實麩醯胺酸可保護正常細胞免受化療、放療的損害，減緩治療帶來的口腔黏膜潰瘍、感染、腹瀉等副作用，還能減輕因放射線造成的腸黏膜損傷並幫助修復。

28 酵素也是增強免疫力不可或缺的物質？

酵素在人體各種生理化學反應中擔任不可或缺的要角，對維持免疫機能的正常運作起了非常重要的作用。

有些酵素能幫助將食物中的蛋白質分解成胺基酸，以利人體吸收，提供免疫細胞所需的養分，有些能協助人體辨識出老舊、異常或是壞死的細胞蛋白質而加以分解，有些能改善發炎症狀，換句話說，有些酵素協助提供免疫大軍糧食，有些協助武器製造，有些則幫助照護、修復傷兵等，此外，還能改善發炎症狀，對免疫系統的調節有所幫助。

透過鋅等物質的攝取，能協助人體自行製造酵素，或者是透過飲食直接攝取存在於天然食物中的酵素，酵素普遍存在於生物體內，但由於一經加熱便會遭受破壞的特性，最佳的食物來源就是新鮮的蔬菜、水果，而最佳的攝取方式就是生食，如生菜沙拉等。

29 生機飲食對免疫機能有正面幫助？

長期以來，生機飲食受到很大的誤解，被迫與素食畫上等號，其實生機飲食的宗旨在無農藥與化肥、無添加化學、防腐劑、無污染，幫助人體改善不當飲食習慣，減少毒素進入人體，並進而清除長年囤積體內的毒素，達到調節免疫機能、預防疾病的目的。

因此，除了新鮮的蔬菜、水果之外，只要是天然、沒有遭受污染的食物，如海鮮、雞肉、鴨肉、鵝肉、豬肉、牛肉、羊肉、蛋、鮮奶等，通通屬於生機飲食的範疇。

免疫系統從正確的生機飲食中，攝取支持機能運作所需的營養物質，這些食物不但本身無毒無污染，且其中所含的一些成分還能幫助人體排毒，以維護免疫系統，在在對人體免疫機能都有正面幫助。

30 三餐怎麼吃，能維持最佳的免疫系統？

天然食物中含有許多支持免疫機能運作的物質，但是並非一股腦的囫圇吞棗吃下腹，就能讓它們發揮最佳的作用，有益免疫系統的最佳飲食法，透過下表以三餐飲食來說明。

31 菇類為什麼能調節免疫系統？

菇類之所以能發揮調節免疫系統的功能，最主要是來自於其中所涵藏的多醣體成分，它能活化免疫細胞，增進細胞激素分泌，提高自然殺手細胞的數目，促進抗體、干擾素的產生，強化巨噬細胞的吞噬力等，能有效調節免疫系統的平衡。許多研究陸續發現與證實，多醣體對人體免疫機能的幫助。

早餐	午餐	晚餐
1. 最佳用餐時間為辰時（上午七點至九點），中醫認為此時生理運轉至胃。 2. 早餐吃得好，善選優質蛋白質、澱粉類食物，以及新鮮蔬果。 3. 吃溫熱食物，避免生冷食物，以保胃氣。	1. 所謂「過午不食」，最佳用餐時間為上午十一點至下午一點間。 2. 午餐吃得飽，澱粉類食物適量不要過量，蔬果可多吃，以補充促進消化的維生素。 3. 生冷、堅硬的食物不宜吃。	1. 酉時（下午五點至七點）味覺、嗅覺最靈敏，適合準備晚餐與用餐，最晚不要過了戌時（超過晚上九點）。 2. 晚餐吃得少，避免大吃大喝，蛋白質與澱粉類食物少吃，蔬菜可多吃。

常見菇類的免疫功能如下表。

32 海藻類食物是優秀的免疫成分來源？

常見的昆布、紫菜、海帶芽、珊瑚草、洋菜、石花菜、寒天等，都屬於海藻類食物，除了一般熟知的通便、排毒、瘦身功能外，其實這類食物也是調節免疫力的好手。

海藻類食物主要的免疫成分包括：

❶ **海藻多醣**：海藻類食物含有多種多醣體，透過促進免疫細胞的增殖與分化、激活巨噬細胞的吞噬力、促進抗體的產生等方式，來調節免疫機能，還可促進排毒作用，以免毒素滯留體內危害免疫系統。

富含多醣體的食物	免疫功能
香菇	提高自然殺手細胞的活性與干擾素的產生、修復改善因慢性病、化療、放射治療等而受損的免疫系統。
金針菇	調節免疫系統、抑制癌細胞生長。
杏鮑菇、柳松菇、鴻禧菇	刺激細胞激素分泌、抑制癌細胞增殖與生長。
巴西蘑菇	增加免疫細胞活性、誘導干擾素、抑制癌細胞增生。
雲芝	對抗細菌、病毒、抑制腫瘤生長、修復罹癌患者的免疫力。
舞茸	有助於免疫系統的調節、抑制腫瘤生長。
靈芝	調節免疫系統、增強抵抗力、活化免疫細胞、對氣喘等呼吸系統病患有益、透過免疫反應抑制癌細胞活性、降低化療或放射治療的副作用。

❷**維生素B群：**不同的海藻類食物，維生素B群成分的含量比例不一，有助於維持免疫細胞正常生長分裂與胸腺健康、促進抗體的製造、維持免疫細胞活性等，是調節免疫系統重要的成分。

❸**鈣、鎂、鐵、鋅、硒：**海藻類食物中的礦物質含量在蔬菜中是少見的高，參與了免疫機能有關的酵素活動，鐵構成紅血球的血紅素以便氧氣運送至各免疫細胞利用，後兩者則透過抗氧化酵素的作用保護免疫細胞。

Q33 深海魚有助於緩解免疫反應？

常聽說多吃深海魚有益健康，大多是著眼於深海魚油中的 Omega-3 脂肪酸所帶來的好處。

就免疫機能來說，Omega-3 脂肪酸能幫助細胞製造理想的細胞膜，以利養分的吸收，能阻斷如壞的前列腺素等引發過敏反應的物質，降低發炎反應，緩解免疫系統攻擊自身細胞、組織所造成的傷害，有助於改善感染性疾病、過敏性疾病、類風濕性關節炎引發的僵硬、疼痛，以及癌症症狀等。

有研究發現，自體免疫疾病患者食用含Omega-3脂肪酸的深海魚，能達到類似服用類固醇藥物所獲得的效果，保護受侵犯的組織、器官，卻無許多類固醇的副作用，因此Omega-3深海魚油與類固醇藥物治療併用，作為輔助治療。

含有Omega-3脂肪酸的主要食物有鯖魚、鱒魚、鮭魚、鮪魚、鱈魚等深海魚。

Q34 番茄真是免疫好食物？

研究發現，飲食中經常食用番茄者，血中茄紅素濃度較高，免疫細胞中DNA的受損程度較低，而少吃番茄者的血中茄紅素濃度較低，可見茄紅素確能有效保護免疫細胞，減少細胞中DNA的氧化傷害。

除了近幾年大大有名的茄紅素之外，番茄還含有β-胡蘿蔔素，以及槲皮素等類黃酮素，這些都是抗氧化能手，對免疫系統的作用，主要在於保護免疫細胞免受氧化傷害。

此外，每一百公克的番茄含有二十一毫克的維生素C，能多方調節免疫系統，包括抗組織胺、強化胸腺、增強免疫細胞與抗體的能力、誘導干擾素、保護免疫細胞、緩解過敏、類風濕性關節炎症狀等。

茄紅素、β-胡蘿蔔素都屬脂溶性成分，添點油加熱後食用，最有助於人體吸收；若是要利用水溶性、易氧化的維生素C，則需生吃較能充分攝取。

Q35 山藥如何增強免疫力？

山藥自古就是藥食同源的養生保健食物，它以淮山的身分出現在中藥材中，作為強身滋補食療的山藥可不是民間偏方，許多研究已紛紛證實它的保健功能。在平衡免疫系統方面，有許多免疫成分一同發揮作用如下表所示。

免疫成分	免疫功能
多醣體	1. 促進 T 細胞增殖。 2. 增強巨噬細胞的吞噬力。 3. 提高自然殺手細胞的活性。 4. 對抗突變的腫瘤細胞。
黏蛋白	1. 促進干擾素生成，調節免疫反應。 2. 防止結締組織萎縮，改善或降低類風濕性關節炎的發生率。 3. 保護與修護消化道、氣管與眼睛黏膜，防止細菌、病毒入侵。
薯蕷皂素	在人體吸收後，會轉化成類似天然荷爾蒙的去氫表雄酮（DHEA），幫助調節免疫功能。
多巴胺	透過增加大腦的多巴胺含量，改善心情，提振精神活力，間接活化免疫力。

36 想要擁有良好免疫力，就要多吃青江菜？

想要擁有良好的免疫力，多吃蔬菜準沒錯！至於青江菜對免疫系統的正面幫助，也是無庸置疑的，主要的免疫功能如下：

❶**維生素A：**青江菜所富含維生素A，高出大部分蔬果，在眼睛、鼻子、口腔、喉嚨、肺部、腸胃等處，阻擋病原體的入侵，有助於預防感染性疾病的發生。

❷**維生素C：**青江菜的維生素C含量比檸檬還要高，能刺激人體製造與免疫機能有關的活性物質——干擾素，提升白血球與抗體活性，破壞病毒，保護白血球以減少損失，在防治感冒上也發揮了作用。

❸**β-胡蘿蔔素：**青江菜所含的β-胡蘿蔔素約是甜椒的兩倍之高，是維生素A的前趨物質，能守護免疫第一道防線，防阻細菌、病毒入侵，並透過中和自由基，達到保護免疫細胞的目的。

37 十字花科蔬菜都是免疫力食物？

十字花科蔬菜包括高麗菜、大白菜、小白菜、綠花椰菜、白花椰菜、油菜、芥菜、大頭菜、白蘿蔔、芥藍菜等，這類蔬菜可說是豐富的免疫營養寶庫，令人矚目的成分主要可分成兩大類，一類是維生素，另一類則是號稱「二十一世紀新維生素」的植化素見下表。

這些營養物質的免疫功能，在本書第三章都有介紹，許多研究都已證實這些成分所發揮的免疫力，的確是免疫食物的好選擇。

由於這些免疫成分在烹調過程中，大多容易損失，最好能採取直接快炒，或是放入滾水汆燙三分鐘，最多不要超過五分鐘，盡量減少有效的免疫成分流失，以供人體充分吸收利用。

維生素	植化素
■ 維生素 C	■ 吲哚 ■ 蘿蔔硫素 ■ 槲皮素 ■ 木犀草素 ■ β- 胡蘿蔔素

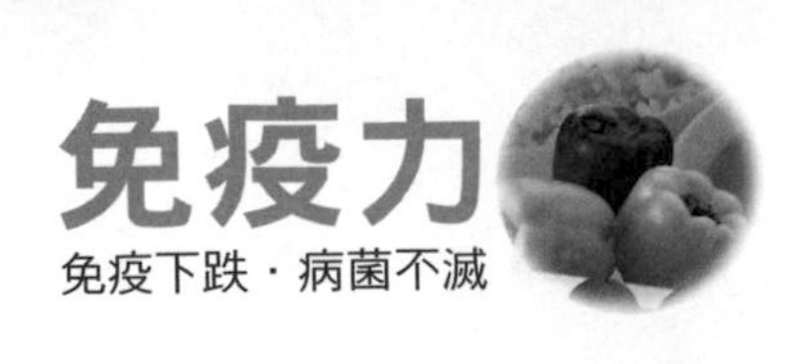

38 苦瓜是免疫力的好幫手？

苦瓜擁有數種獨特的免疫物質：

❶**類奎寧**：為苦瓜汁液中的一種蛋白質成分，能刺激人體的免疫系統，提升巨噬細胞的吞噬力，有效調節免疫機能的運作。

❷**苦瓜蛋白**：也是苦瓜所含的一種蛋白質，具有解毒、對抗病毒的作用，特別是發揮在抗愛滋病方面，能抑制愛滋病毒的活性與生長。

❸**皂素**：原就是為了保護苦瓜本身所產生的皂素，能刺激免疫功能，提高抗菌力。

❹**維生素C**：含量比檸檬略低，會刺激人體產生具免疫、抗癌功能的干擾素，阻止病毒與白血球結合，活化巨噬細胞吞噬力。

中醫認為苦瓜性寒可「退火」，所謂的「火氣」其實也就是發炎反應，而苦瓜盛產期橫跨夏、秋兩季，正是易「上火」的季節，採快炒或汆燙涼拌，最能吃出免疫力。

39 芝麻可以吃出免疫力？

被視為日常滋養保健食品的芝麻，擁有免疫好食力：

■ **第一力——芝麻素：**雖名為芝麻素，卻非芝麻獨有的成分，能保護免疫細胞減少氧化傷害，有益於維護免疫功能。

■ **第二力——維生素B群：**芝麻富含維生素B群，是維持免疫細胞活性、胸腺健康、免疫功能正常運作的重要營養素。

■ **第三力——維生素E：**芝麻中的維生素E含量很高，能活化T細胞，增加抗體數量，並抗氧化以保護免疫細胞。

■ **第四力——鋅：**芝麻中的含量相當高，可促進T細胞分化、增生，透過參與抗氧化酵素的合成，達到保護免疫細胞的目的。

■ **第五力——鐵：**也是芝麻中高含量的成分，藉由參與造血活動，將氧氣與養分輸送至全身細胞組織，維持免疫機能正常運作。

芝麻營養豐富，不過熱量稍高，食用務必適量，以免造成失衡。

40 多吃大蒜可活化免疫機能？

大蒜一直以殺菌抗病著稱，數一數它的保健成分，的確不少物質具有活化免疫機能的作用（詳見下表所列）。

要充分吸收利用大蒜中豐富的免疫物質，最好是剝皮切碎立即生吃，因為蒜素不穩定，會隨時間與烹調過程流失，若加點橄欖油食用，能幫助穩定蒜素，效果更好。

41 多吃柑橘類水果，可提升免疫力？

柑橘類水果包括橘子、柳橙、金桔、檸檬、葡萄柚等，分別含有許多植化素與維生素，主要從以下幾方面提升免疫機能：

免疫成分	免疫功能
蒜素	1. 抗菌，尤其是抑制幽門桿菌的生長。 2. 預防感染性疾病。
槲皮素	1. 抑制不正常的組織胺分泌，降低過敏反應。 2. 抗發炎，改善類風濕性關節炎症狀。 3. 保護免疫細胞的完整性與穩定性，降低氧化破壞。
芹菜素	1. 抗發炎，可抑制引發發炎反應的物質。 2. 保護免疫細胞，減少氧化傷害。 3. 對抗癌細胞。
艾喬恩	1. 抑制許多細菌、病毒、黴菌等的生長。 2. 抑制自由基合成，阻斷對免疫細胞的傷害。 3. 從抑制癌細胞構成的蛋白質合成、誘導癌細胞自行凋亡等方面對抗癌症。

❶**抗發炎作用，舒緩過敏反應與類風濕性關節炎的不適：**槲皮素、芸香素、β-隱黃素、維生素C等。

❷**超級抗氧化力，能保護免疫細胞，減少自由基的破壞：**槲皮素、柚素、芸香素、檸檬黃素、麩胱甘肽、β-胡蘿蔔素、茄紅素、維生素C等。

❸**抑制數種病毒的複製：**檸檬黃素等。

❹**活化肝臟解毒酵素活性，促進解毒、排毒，減少毒素囤積體內而危害免疫系統：**麩胱甘肽、檸檬苦素、檸檬酸烯等。

柑橘類水果都有外皮、果肉，以及皮肉之間一層營養素極為豐富的白色筋絡或薄膜，建議連同這層薄膜或白色筋絡一起食用。

Q42 優酪乳是增強免疫力的好食品？

歐美都有關於優酪乳與免疫力的研究發表，證實長期喝優酪乳，能提升免疫機能，有效預防疾病。

優酪乳中能夠發揮調節免疫系統的功臣，首推乳酸菌，它能幫助活化腸道中的免疫細胞，誘導干擾素的產生，透過維持腸內菌種的平衡，抑制害菌，抵抗疾病，並能保護腸道黏膜，防止害菌、病毒的侵襲。

而優酪乳所含的寡醣，能夠提供腸內益菌養分，協助乳酸菌發揮效用。此外，優酪乳中的乳酸能幫助蛋白質消化，使人體更易吸收利用免疫機能最重要的原料。

想要從優酪乳中獲得優秀的免疫能力，建議每天飲用一百八十毫升的優酪乳，至於乳酸菌數量的多寡並非愈多愈好，更重要的是菌種的活性，因為乳酸菌必須通過胃液、膽汁等強酸、強鹼的考驗，才能抵達腸道真正發揮作用。

43 多喝茶，到底能不能增強免疫力？

▼正方

茶類中的兒茶素是近年的超級保健營養素，不但超強的抗氧化作用能保護免疫細胞，減少過氧化的傷害，更能從阻止細菌、病毒附著在正常的細胞上，破壞細菌的毒性蛋白質等方面抵抗細菌、病毒。美國哈佛大學的研究證實，長期飲用綠茶、紅茶、烏龍茶等茶類，確實能提高人體免疫細胞的活性，增強對疾病的抵抗力。

▼反方

但是，茶類還含有很高的咖啡因，含量甚至高於咖啡，它會刺激神經系統，促使血管收縮，影響氧氣的運送，間接影響免疫系統的運作，同時還會阻止細胞DNA的修補，這些負面影響也不容小覷。

對茶類正、反兩面的看法，爭議不斷，其實任何食物都同時存在有益與有害人體的成分，只是多寡、影響不一，而且即使再有益的成分，只要過量就會對人體健康不利。所以，喝茶可以，適量就好。

◆提升免疫力如何「補」

44 市面上有什麼可增強免疫力的營養品？

增強免疫力的營養品並非人人適合，但有些重症病患不得不借助於它，以提升因患病而大為衰弱的免疫功能，目前市面上常見的免疫營養品，主要可分以下幾類：

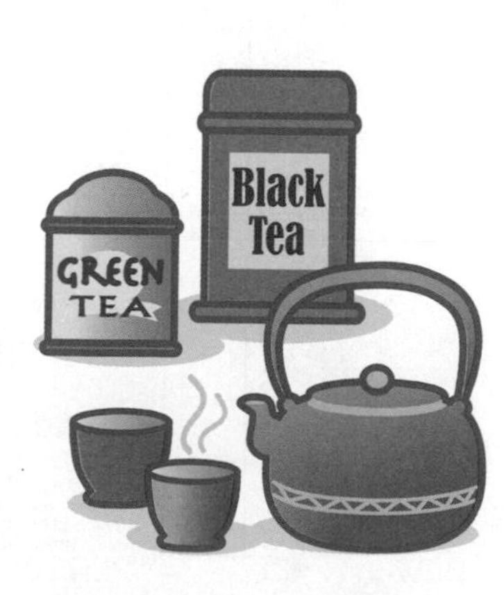

❶**魚油**：降低血脂肪，抑制發炎反應。
❷**精胺酸**：促進免疫細胞的功能。
❸**核糖核酸**：幫助免疫細胞、腸道黏膜細胞增生。
❹**麩醯胺**：幫助腸道黏膜細胞增生，增強體內免疫系統的防線。
❺**靈芝**：具有活化免疫細胞的功能，抑制發炎反應。
❻**蜂膠**：具有良好的抗菌作用，能有效對抗發炎症狀。

此外，還有與免疫相關的維他命營養品，包括維他命B群、C、E等營養補充劑。服用這些營養補充劑前，務必先諮詢專業的營養師，以免增強免疫力不成，反而吃出問題來。

Q45 該如何選購免疫保健品？

平衡的免疫系統是最佳的狀態，也是抵抗力最強的時候，為了避免過強與低下的失衡狀態引發的健康問題，在免疫保健品的選購上，務必留意以下幾點：

❶必須充分了解自身健康狀況。

❷務必諮詢專業的醫師、營養師等醫療人員，以評估適合自己補充的免疫保健品。
❸選擇並確認有ISO與GMP等國際品質認證或衛生署健康食品認證的產品。
❹以擁有良好口碑、注重品牌聲譽、歷史悠久的廠牌為選購的輔助參考事項。

Q46 蜂膠可以幫助調節免疫力？

蜂膠是蜜蜂採集樹脂，加上自己的分泌物所製造的一種膠狀物質，原被用在蜂巢的抗菌、防腐上，後來發現它含有非常豐富的營養成分，而被人類當作保健食品使用。

由於蜂膠是採集樹脂製造轉化而來的，其成分當然也會受樹種的影響而不盡相同，揭開其中的有效成分，主要為類黃酮素與萜烯類化合物。許多研究證實，蜂膠能提高胸腺與脾臟的活性，強化巨噬細胞的吞噬力，促進抗體的產生，可多方面調節免疫平衡狀態，有助於預防感冒等感染性疾病。

47 聽說蜂王漿也能調節免疫力？它跟蜂膠不一樣嗎？

蜂王漿又稱「蜂王乳」，是由工蜂採集花粉、花蜜後製造出來的物質，含有天然活性荷爾蒙成分，用來餵食蜂王與其接班人的幼蟲，能使蜂王延年益壽，壽命比製造蜂王漿的工蜂高出數十倍。

蜂王漿雖然也是一種蜜蜂製造的產物，卻與蜂膠不大相同，如果說蜂膠是蜜蜂蜂巢的防腐建材，那麼蜂王漿就是蜜蜂的營養品，用途不同，所含的營養成分也不盡相同。

蜂王漿富含必需胺基酸、脂肪酸，以及許多的維生素、礦物質、有機酸等許多人體需要的營養素，其中具抗炎作用的癸烯酸含量非常高。

研究發現蜂王漿具有抑菌、殺菌作用，可促進免疫活性與細胞組織的生長發育，增強吞噬細胞功能，提高免疫功能，幫助恢復體力，還可以減緩發炎反應的速度，並促進修復功能。

生鮮的蜂王漿容易變質，必須在低溫謹慎存放，而且與峰膠有個相同點，可能引起過敏反應，過敏體質者需特別留意。

48 怎麼利用中藥增強免疫力？

中藥材含有許多有益免疫力的物質，不過用中藥就得遵循中醫對體質的重視，不能將所有助長免疫力的中藥材通通一體適用，胡亂補一通，以免補出大問題，最好是詢問專業老道的中醫師，再行進補，而且人的體質處於動態變化，不可長期使用同一種中藥材或藥方。

以下提供四種體質的對應適補中藥材作為參考，見下表。

體質症狀	適合的中藥材
中氣不足、腸胃功能不佳、一緊張就拉肚子、易感疲倦。	人參、黨參、黃耆、白朮、茯苓、扁豆等。
口乾舌燥、易嘴破、心煩胸悶、夜間悶熱、睡眠中盜汗。	枸杞、黃耆、沙參、玉竹、桑葉、麥門冬、天花粉等。
臉色蒼白、生理期經量少或不來、易頭暈、心悸、睡眠品質差。	當歸、黃耆、遠志、川芎、柏子仁、酸棗仁等。
臉色蒼白、手腳冰冷、腰痠、糞便經常稀不成形。	人參、黃耆、黨參、附子、白朮、乾薑、桂枝等。

49 人參可以幫助提升免疫系統？

人參是知名度很高的常見補氣中藥材，古時被視為「萬藥之王」，其增強免疫力的功效獲得許多研究證實，例如丹麥哥本哈根大學的動物實驗中發現，人參能刺激免疫系統，增強吞噬細胞的能力，減少肺部細菌的數量，減緩肺炎症狀。另一項實驗則發現，人參可提升流感病毒免疫球蛋白IgA的濃度，增強對抗病毒的能力。

人參中含有人參皂苷、多醣體、活性苷、生物鹼、甾醇、維生素、脂肪酸等多種有效成分，能促進人體產生抗癌、抗病毒的干擾素，增加免疫細胞數量，增進吞噬細胞活性，保護免疫細胞，能整體提升免疫力，幫助接受化療、放射性治療的癌症病患復元。人參對免疫力的提升，無庸置疑。

然而，人參並非是萬靈丹，雖然確實具有獨特的療效，但用藥必須非常謹慎小心，否則非但無益，反而有害，例如罹患過敏性鼻炎與氣喘的氣虛體質病患，適合人參來補氣，但過早使用恐怕會加重發炎、過敏反應。

50 靈芝真的可以提升免疫力嗎？

靈芝曾隨武俠小說的盛行被渲染成「此物只應天上有」的仙草，它真有這麼神奇嗎？根據《神農本草經》的記載指出，靈芝是一種滋補強壯、「扶正固本」的珍貴藥材，所謂「扶正固本」就是從根本調整體質，抵抗疾病，換言之，即調節免疫系統。

靈芝含有效力強大的多醣體成分，會與體內免疫細胞的蛋白質結合，以激活免疫機能，且結構特別，人體容易吸收。另外，由日本發現的一種活性蛋白質，也具有調節免疫系統的作用，能預防過敏反應的發生。靈芝還可刺激 α-干擾素的產生，以對抗病毒與癌症。

靈芝大多當作中藥材或製成萃取保健品服用，並不建議直接烹調食用，一來烹調水煮後所能溶出的多醣體等免疫成分有限，二來則是因為熬煮後的味道苦澀難嚥。

Q51 刺五加可活化免疫系統？

中醫很早就發現了刺五加的療效，將它當作補中益氣、調養體質的中藥材，近年來科學研究證實了刺五加的多醣體、五加甙等許多活性成分，以及諸多功能，其中一項便是對免疫系統的調節：

❶ 增強人體的非特異性免疫防禦力。

❷ 提升巨噬細胞的能力。

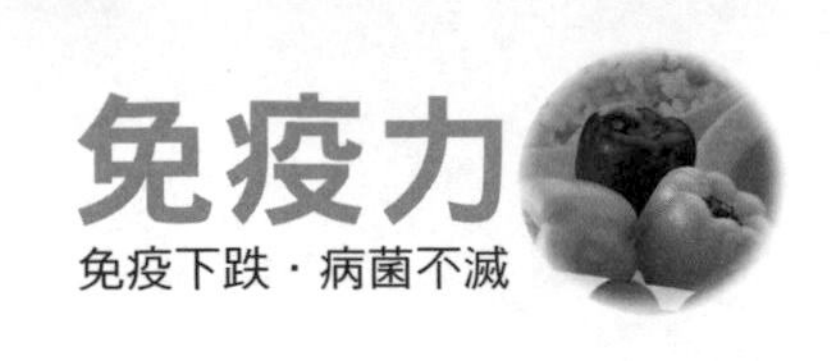

❸誘發干擾素，激活免疫系統。
❹提高對病原體或有害刺激因素等的抵抗力。
❺具有抗炎、抗過敏作用。
❻具抗菌效果，尤其是結核桿菌。
❼良好的抗氧化力，能保護免疫細胞。
❽促進血液循環，以加速氧氣的輸送，有效提高人體攝氧量，間接有助於免疫機能的運作。
❾對放射性治療帶來的損傷有保護作用。
❿有助於改善白血球的減少。

刺五加不僅是中藥材，目前也製成許多醫療製劑，務必在專業的中醫師或西醫師、營養師的指示下使用，以免過量引發副作用。

52 冬蟲夏草為什麼能調節免疫機能？

冬蟲夏草是一種植物性真菌寄生在昆蟲屍體上的結合體，其療效在近年才獲得科學實驗與臨床病例的證實，但傳統醫學早已懂得善加運用在病患調養期間的藥膳上，或用來調理體質虛弱者。

近年來的研究，證實了冬蟲夏草對免疫機能的調節，以及對許多中晚期癌症病患的調養療效。這是因為冬蟲夏草含有多種活性成分，包括核酸、甘露糖醇、蟲草多醣、環肽類、腺肽類、甾醇、胺基酸等，能激發免疫細胞活性，增強T細胞、自然殺手細胞、吞噬細胞等功能，刺激γ-干擾素的產生，最特別的是，它不但能增強免疫系統的運作，也能抑制免疫機能，具有雙向調節整體免疫系統的作用，有效改善體弱多病者的體質，增強抵抗力。

53 枸杞子可以調整免疫機能？

小小一顆枸杞子，擁有大大的養生保健療效，研究證實枸杞子確實能調節人體的免疫功能，特別是中老年人，見下表。

54 活化免疫機能，紅麴有「補」？

紅麴是國人用來製作傳統紅糟美食的材料，同時也是「藥食同源」的典型食

免疫物質	免疫能力
枸杞多醣	1. 活化 T 細胞。 2. 促進巨噬細胞的吞噬力。 3. 增加自然殺手細胞的活性。 4. 減緩胸腺的衰老退化，增進免疫機能。 5. 幫助骨髓造血幹細胞增殖，有益於修護因放射治療而受損的免疫力。 6. 抑制癌細胞活性。
胺基酸	1. 修補免疫組織。 2. 幫助抗體製造。 3. 構成酵素與白血球的重要元素。
維生素 B 群	1. 促進白血球的產生。 2. 幫助抗體的製造。 3. 維護胸腺的健康，減緩胸腺萎縮的速度。
維生素 E	1. 活化 T 細胞。 2. 增加抗體數目。 3. 清除濾過性病毒、細菌與癌細胞。 4. 保護免疫細胞的完整，並維持其穩定性。
類胡蘿蔔素	1. 維護表皮細胞與黏膜的免疫門戶。 2. 抑制癌細胞並使其凋亡。 3. 抗氧化作用，可保護免疫細胞。

材，其好處不斷被發現，促使各國學者紛紛投入研究，證實了它的諸多療效，被廣泛用在健康飲食、製藥、生物科技等產業。

根據研究解析，紅麴的有效成分包括莫那可林等，這些成分主要的能力有：

❶抗菌力，能有效抑制食物腐敗菌。

❷抗發炎反應。

❸調節免疫機能，能抑制過強的免疫力。

❹抗氧化力，可保護免疫細胞的細胞膜，避免被自由基氧化破壞。

目前還有許多尚未鑑定出來的物質以及證實的功能，看來紅麴的保健熱潮仍然方興未艾。

55 綠藻可使免疫細胞增生？

綠藻是生長在水中的單細胞植物，含有獨特的綠藻多醣體、核酸、葉綠素、類胡蘿蔔素，以及多種胺基酸、維生素、礦物質、膳食纖維等成分，是近幾年頗受矚目的保健食品。

免疫力

免疫下跌・病菌不滅

據研究發現，本身繁殖力旺盛、一天能完成一次細胞分裂、產生四個獨立生長的新細胞的綠藻，確實可以促進免疫細胞增生，包括免疫系統中的脾臟細胞與淋巴結細胞，除此之外，還有許多調節免疫系統的功能：

❶促進抗體IgG生成，這種抗體在人體血液中抗體約占七成五至八成左右，為主要的循環性抗體，也是唯一能提供胎兒免疫力的抗體。

❷維持免疫功能，特別是核酸成分，早有研究證實，對T細胞的生長發育、免疫反應、免疫功能等影響甚大。

❸促進干擾素的生成，從而增強免疫細胞的吞噬力。

❹增進自然殺手細胞功能。

❺具抗氧化能力，可保護免疫細胞。

❻增進細胞的修復能力。

❼透過幫助腸內益菌生長，增強腸道免疫力。

❽促進體內排毒，以免毒素危害免疫機能。

❾促進血液循環，順利輸送免疫機能運作所需的的養分與氧氣。

❿提升抗菌能力。

◆免疫力與疾病

過敏

56 國人對那些食物最容易過敏？

最容易引發國人過敏發作的食物包括蝦、蟹、奶類、蛋類、花枝、蛤蜊、魷魚、墨魚、螺仔、鱈魚、花生、大豆、小麥、芒果、奇異果等。

這些致敏食物要引發過敏反應，需具備四個特性：

❶要「夠大」，大到能夠引起免疫反應的大分子。

❷也要「夠小」，小到能夠穿過腸黏膜的防線。

❸具耐熱性。

❹具抗酸性。

細究這些食物，大部分含有蛋白質，但千萬別因此而將所有蛋白質食物列為拒絕往來戶，因為每一樣食物含有許多不同的蛋白質，但僅有極少部分會引發過敏反應，而且蛋白質是構成免疫細胞最基本的成分，對免疫系統有不可或缺的重要性。

國內曾進行一項小型的研究實驗，針對疑似有過敏體質的受試者，進行血液檢測對食品添加物是否出現過敏反應，檢測結果，一向被視為不健康食品添加物的味精列居第二，易引起口乾舌燥、心悸、頭痛、腹痛等普遍常見的過敏反應，奪冠的是食用藍色一號，第三至第五名依序是大麥麥芽、黃色四號、蔗糖素。

Q57 怎麼知道自己對什麼東西過敏？

過敏的發生分內因性與外因性因素，內因性因素就是從父母身上遺傳了過敏體質，而外因性就是外在許多的過敏原等因素，會引發過敏症狀的過敏原無法一一盡數，每個人的體質、狀況不同，可能引發過敏反應的東西也未必相同，任何千奇百怪的東西都可能是你的過敏原。

一旦懷疑自己對某樣東西過敏，很可能是身上已經出現某些不適異狀了，這時可請教專科醫師來診斷。

平日則可透過飲食日記，觀察自己對各種食物的身體反應。此外，可在醫院進行過敏原抽血檢驗，也有助於找出你的過敏原。

58 為什麼醫師總是說餵母乳對過敏兒比較好？

在餵食嬰兒配方奶數十年之後，醫界紛紛呼籲準媽媽們恢復餵食嬰兒母乳的傳統，這是因為醫界專家學者醫師們發現，為嬰兒量身調製的配方奶，無法取代母乳的成分，對過敏兒尤然。

母乳中所含的白血球、乳鐵蛋白、免疫球蛋白、補體等成分，可增強嬰兒的免疫力，還會主動刺激嬰兒的免疫系統，使抵抗力發揮，抵擋細菌、病毒、過敏原的侵襲，有效減少過敏反應，是新生嬰兒預防疾病不可取代的天然強效保健食品。目前市面上也有販售減敏配方奶，不過效果並不理想，不見得能降低過敏症狀。

▶ 母乳、牛奶比一比

母乳	牛奶
1. 每 100 cc 含有 1735mg 的免疫球蛋白 IgA。 2. 發生壞死性腸炎的機率較低。 勝	1. 每 100 cc 含有 100mg 的免疫球蛋白 IgA。 2. 發生壞死性腸炎的機率高出喝母乳者至少六倍以上。

59 過敏體質的人應少吃哪些食物？

引發過敏反應的食物沒有絕對，根據許多研究與臨床紀錄，統計出引發過敏反應機率較高的食物如下：

❶ **海鮮食物：**蝦、蟹、貝類與不新鮮的魚肉。

❷ **肉類：**豬皮、羊肉、鵝肉等。

❸ **奶類與蛋類：**牛奶、羊奶、雞蛋、鴨蛋等。

❹ **核果：**如花生、核桃、杏仁、腰果、開心果等。

❺ **蔬菜：**馬鈴薯、茄子、香菇、竹筍、蘆薈等。

❻ **水果：**芒果、橘子、荔枝、龍眼、草莓、奇異果、榴槤、椰子、各種水果乾等。

❼ **含人工色素、抗氧化劑、香料、防腐劑等食品添加物食品：**市售果汁、汽水、布丁、糖果、豆乾、肉乾、蜜餞、醃漬物、醬菜、醬油、泡麵、各種罐頭食品等。

❽ **刺激食物：**冰品、蔥、老薑、辣椒、韭菜、香菜、咖哩、咖啡、酒等。

以上食物未必會引發你的過敏反應，建議做日常的飲食日記，多加留意觀察自己的身體反應，不必一味忌口不吃，否則營養不均造成的傷害可能更大。

60 多喝咖啡可以避免過敏上身？

咖啡本是易誘發過敏反應的一種食物，屬於刺激性飲品，所含的咖啡因會影響氧氣的輸送而不利免疫系統運作，並妨礙免疫細胞DNA的修補，因此一直以來多被視為「只顧味蕾，不顧健康」的不良飲品。

近來陸續發表的研究紛紛為咖啡平反，其中一項韓國的研究發現，咖啡因中含有能抑制組織胺的反過敏物質，一杯濃醇的咖啡能幫助減少因過敏而引發休克的機率。

不過，有過敏專家卻質疑，咖啡因要透過飲用咖啡的方式攝取，並進而達到真正被人體吸收、利用的量可能非常大，而且還必須忍受大量咖啡因所帶來的副作用，如心悸、發抖、胃痛、血壓上升、失眠等症狀。

61 奇異果到底是抗過敏，還是引發過敏反應？

奇異果名列國內第三級過敏食物，過去以為是由果皮上的毛所引起的，其實與奇異果所含的三種蛋白水解酵素有關，過敏症狀大多出現在口腔部位，如嘴唇乾裂、發麻、疼痛，也可能出現腸胃不適，甚至嚴重呼吸困難症狀。

不過，奇異果中含有比檸檬高出三倍的維生素C，可對抗引起過敏反應的組織胺，還可透過保護細胞的抗氧化作用，以及促進膠原蛋白生成而使細胞間緊密相連等方法，阻擋過敏原入侵，有助於減少過敏反應的發生。

據國外研究建議，五歲以下幼童由於免疫機能尚未發育完全，最好少吃奇異果，以減少引發過敏的機率。若是出現輕微過敏症狀，可用開水漱漱口來緩解不適。至於一般不會對奇異果過敏的人，倒是可以將奇異果當抗敏水果食用。

62 鮪魚究竟是抗敏還是致敏食物？

鮪魚肉質鮮美，營養價值高，很受饕客歡迎，更深獲生魚片愛好者的歡迎，而且鮪魚中含有抗敏成分——Omega-3 脂肪酸，能幫助人體製造理想的細胞膜，有助於阻斷一些過敏反應物質，降低發炎、過敏症狀發生的機率，本該是非常理想的魚類美食，但發生食物過敏、中毒的病例卻不時傳出。

原因出在不新鮮的鮪魚，特別容易招致細菌入侵，分解所含的蛋白質，產生引發人體過敏反應的組織胺，最棘手的是這種已產生組織胺的變質魚肉，外觀上大多看不出異狀，也沒有異味，辨識不易，增加了誤食的機率。

建議鮪魚要趁鮮吃，可兼顧美味與健康，減少生食，盡量煮熟食用，因為細菌大多能透過高溫烹調殺死，可減少細菌入侵引發魚肉變質，降低食物過敏或中毒的機率。

63 孕婦的飲食會影響胎兒出生後的過敏體質？

孕婦懷孕期間的飲食，確實容易影響胎兒出生後的體質，因為胎兒至嬰兒階段是各器官組織快速生長的重要時期，尚未生長發育成熟的免疫系統容易對過敏原產生過度反應。預防總是勝於治療，因此，沒有什麼辦法會比出生前的預防更重要。

所謂出生前的預防，也就是從準媽媽們懷孕期間的飲食掌控做起，盡量避免食用容易引發過敏症狀的食物，如不新鮮的魚類、蝦蟹海產、奶類、蛋類、花生堅果、巧克力、橘子等。

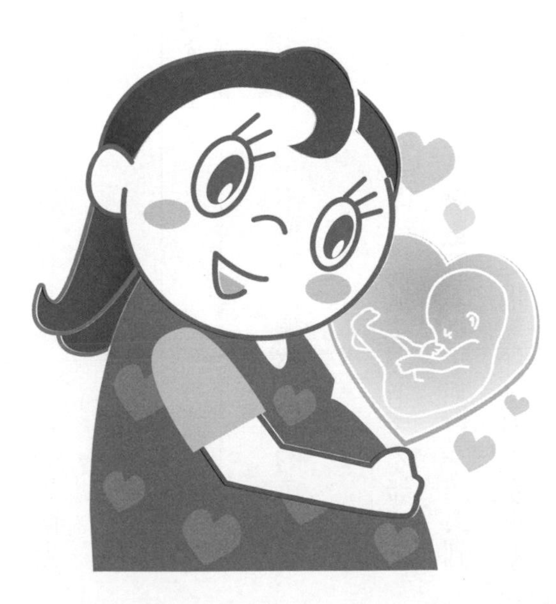

除了避開高過敏原食物之外，最好能找營養素相仿的食物替代食用，以免為了防過敏，卻造成營養失衡的問題，影響胎兒生長。

64 懷孕多吃益生菌，可以降低過敏兒的產生？

一份國際醫學期刊指出，孕婦在懷孕期間服用益生菌，不但可以調整自身的免疫機能，還可使胎兒出生後發生過敏的機率減少一半。

益生菌服用後，經過胃酸、膽鹼等強酸、強鹼的考驗，而終能抵達腸道者才能真正發揮免疫作用，因為所有吃下肚的食物與伴隨而來的細菌、病毒等異物，都會一起來到腸道，益生菌能增加腸道益菌，減少壞菌，健全腸道免疫功能，從而調節全身的免疫狀態，減少過敏反應的發生。

對於抵抗力處於較弱時期、又最好不吃藥的孕婦，含有益生菌的食物，如各種乳酸菌飲料，無疑是最好的免疫食物來源。特別是有家族過敏史的孕婦，建議在懷孕六個月之後能服用益生菌，有助於降低過敏兒的產生。

65 過敏體質的父母，該如何降低嬰兒的遺傳率？

降低新生嬰兒遺傳過敏體質的機率，最佳且容易做到的辦法就是從飲食著手，可分為兩個階段，見下表：

此外，時時維持居家環境的清淨整潔，避開塵蟎、貓狗毛屑、蟑螂等環境過敏原，多管齊下進行抗過敏，即使有家族過敏史的高危險族群，也能大幅降低嬰兒發生過敏性疾病的機率。

過敏性鼻炎

66 過敏性鼻炎可能是頭痛、頭暈的病源？

頭痛、頭暈是人體發出的警訊，引發的原因很多，慢性過敏性鼻炎也可能是其中一項因素。

出生前的胎兒時期	出生後的新生兒時期
1. 從懷孕的第四個月開始，盡量避免食用易引發過敏的食物，調整飲食內容。 2. 在懷孕期間可服用益生菌，同時改善孕婦與胎兒體質。	1. 盡量餵食母乳，有許多配方奶無法取代的豐富抗體。 2. 餵奶期間準媽媽需避免食用高過敏原食物，以免經由母乳傳給嬰兒，此時可服用益生菌，從而改善嬰兒體質。 3. 若有家族過敏史又無法餵母乳的準媽媽，可選擇低過敏配方奶粉。 4. 嬰兒週歲前盡量避免將高過敏原食物當作副食品，以免產生過敏性抗體，副食品最好選用米粥、蔬菜泥、水果泥等。

人體的鼻竇內有黏膜組織，會分泌黏液，與鼻腔相通，是呼吸時空氣進出的通道，當塵蟎、灰塵、蟑螂等過敏原，刺激到過敏體質者鼻中黏膜時，便會引起發炎、過敏反應，使鼻竇阻塞、鼻腔腫脹，空氣流通不暢的結果，就是造成缺氧、血液循環不良而引發頭痛、頭暈等症狀。

因此，要解除由過敏性鼻炎所引起的頭痛、頭暈現象，並非吃止痛藥，而應將治療放在暢通鼻腔，改善鼻黏膜發炎、腫脹的情況上。

67 食物會不會誘發過敏性鼻炎？

我們常把某人吃了某某藥物或食物，結果嘔吐、拉肚子等的情況，稱之為藥物過敏或食物過敏，其實很多時候並非真正過敏反應，而是身體產生的一些副作用或食物中毒現象。

過敏是指人體免疫系統，對原該是無害的物質產生過度、異常反應，過敏性鼻炎既然有「過敏」之名，當然主要是由過敏原所引發的一種過敏性疾病。過敏原包括塵蟎、灰塵、黴菌、棉絮、花粉、動物毛屑、蟑螂、菸、食物等，所以，食物是可能誘發過敏性鼻炎的因素之一，不過，真正由食物引發過敏性鼻炎的患者為數甚少。

至於哪些食物會誘發過敏性鼻炎？可參考163頁Q60，答案沒有絕對。

68 過敏性鼻炎患者少吃寒性食物？

國內研究發現，食用愈多的寒性食物，血清中的免疫球蛋白IgE的總量愈加偏高，過敏性鼻炎的症狀也愈發嚴重，所以為了避免過敏性鼻炎患者症狀嚴重發作，寒性食物還是少吃為佳。

所謂寒性食物，是傳統醫學的說法，包括蟹類、牡蠣等貝類，鴨肉等肉類，冬瓜、大豆、綠豆、豆芽、豆腐等豆類與其製品，西瓜、黃瓜、香瓜等瓜類，以及大部分蔬果如芹菜、白蘿蔔、竹筍、茼蒿、萵苣、奇異果、水梨、橘子、番茄等，茶和一般飲料也大多屬於寒性食物。

69 鹽水洗鼻子，可治過敏性鼻炎？

聽說用鹽水洗鼻子，能增強鼻黏膜的適應能力，具有治療過敏性鼻炎的效果。這個說法有些人駁斥為無稽之談，不過，國外許多醫學研究皆證實溫鹽水對過敏性鼻炎的幫助。

美國威斯康辛大學一項研究報告指出，九〇%以上的過敏性鼻炎患者，在接受鹽水洗鼻後，症狀有明顯改善；而另一項實驗也發現，患有過敏性鼻炎的受試者，每天三次以高濃度鹽水洗鼻子，自第三週開始過敏症狀明顯改善，對藥物的需要也有明顯的減少。

高濃度的溫鹽水洗鼻之所以產生效用，是因為在鼻黏膜的過敏原得以清除，同時還可藉此減少鼻內分泌物中的發炎反應物質，此外，還有助於改善過敏性鼻炎所引起的鼻塞等症狀。雖然鹽水洗鼻的方法無法「治療」過敏性鼻炎，不過對於改善症狀確實頗有幫助。

70 過敏性鼻炎可多吃益生菌？

近年來有愈來愈多的研究確證益生菌對緩解過敏性鼻炎的功效，而被用作營養輔助治療。國內有項實驗證實，在長期飲用含有LP33益生菌的優酪乳後，患有過敏性疾病的受試者血中的γ-干擾素濃度提高，而免疫球蛋白IgE明顯減少，顯示益生菌確能調整人體免疫系統，抑制過敏性鼻炎等過敏疾病。

雖然益生菌能刺激腸道免疫反應，進而改善過敏性鼻炎，但是過度刺激反而使免疫疲乏，降低效果。市售產品都在比益生菌的數量，讓人以為菌數愈多愈好，其實研究發現，每日服用的益生菌總數達二十億者，效果最佳，而服用多達兩百億者，效果反而大打折扣，所以，益生菌並非多多益善喔。

71 過敏性鼻炎患者可用黃耆進行食療？

黃耆屬於補氣的中藥材，常被中醫用於過敏性鼻炎的藥膳中，含有多種胺基酸、多醣體、類黃酮素、生物鹼、硒等成分，具有益氣固表、增強體力的效用。

經現代科學實驗研究發現，黃耆具有調節免疫系統的功能：

❶促進免疫細胞增生。

❷增強白血球細胞吞噬能力。

❸調節細胞的免疫功能。

❹促進干擾素的誘生。

❺提升鼻分泌液中的抗體。

對於過敏性鼻炎的治療，中醫會視患者的體質開出補氣或補陽藥物，常見的補氣藥膳，即取一兩黃耆，與水煎湯後去除殘渣，加入一兩白米煮粥，趁清晨空腹食用。進行藥膳食療前，最好能找專業老道的中醫師確診體質。

氣喘

72 氣喘都是由過敏原所引起的嗎？

過敏原並非引起氣喘的唯一原因，研究發現，日常環境中的一些事物都有可能導致氣喘發作，不過一般說來，氣喘症狀愈早發生的患者，由過敏原致病的機率愈高。

除了過敏原之外，還有哪些因素可能引發氣喘症狀呢？

❶抽菸釋放的菸霧、強烈油煙味、含帶香氣的用品、油漆味等刺激物。

❷急遽的溫度變化。

❸劇烈運動。

❹強烈的情緒。
❺阿斯匹靈等藥物。
❻含有亞硝酸鹽的食品，如香腸、臘肉、水果乾等。
❼病毒性或細菌性呼吸道感染。
❽胃食道逆流。

73 常用外食所附的免洗筷，容易導致氣喘？

經常外食的人要特別注意了，具調查發現，市面上高達八成的免洗筷被檢驗出含有二氧化硫，這種化學物大多附著在免洗筷表面，對一般人影響不大，但若是本身有過敏體質的人，恐怕引發氣喘發作。

雖然衛生署公告二氧化硫的限制為五〇〇ｐｐｍ，不過，低於公告標準並不代表安全無虞。建議外食族使用免洗筷時，若有以下情況，應避免使用：

❶避開顏色過白。

❷帶有酸味。
❸發霉。
❹包裝破損。
❺包裝內側有印刷。
❻包裝上無廠商名稱、地址、電話、有效與製造日期等標示。

若能在使用免洗筷前，先用熱水浸泡至少三分鐘以上，可減少化學物質的毒害，但最保險的作法，是自備隨身筷，既可減少樹木砍伐、有益地球環保，又可兼顧健康，避免二氧化硫的毒害，減少氣喘發作的機率。

74 有氣喘的人為什麼應盡量避免吃冰？

有研究證實，同樣吃冰，氣喘病患比一般人更容易出現氣喘發作，甚至使症狀惡化。其實，不僅對氣喘患者有影響，對其他過敏性疾病也有負面影響。

吃冰誘發氣喘的可能機轉，在於食道瞬間受到冰冷刺激，進而影響氣管溫度快速下降，易使支氣管痙攣或氣管黏膜纖毛活動趨緩，從而引發氣喘發作或惡化。

不只是冰品，一切冰冷食物或飲料都可能造成同樣的傷害，所以建議氣喘患者盡量避免一切冰冷飲食，若無法完全禁絕，也應少吃，飲食時最好能先含在口中，以降低對食道、氣管的刺激。

75 魚油有助於改善氣喘？

魚油過去主要是用於預防血管阻塞上，但有愈來愈多的研究發現，它可能對改善氣喘有益。在《過敏與應用免疫學國際文獻》發表的一篇研究便指出，氣喘病患在連續服用魚油九個月後，肺功能增加二三%，有助於減緩氣喘症狀。

魚油對氣喘患者的幫助，主要來自魚油中所含的 Omega-3 多元不飽和脂肪酸，它的代謝產物比起 Omega-6 脂肪酸，引發過敏的可能性低，而且可以阻斷體內壞前列腺素、白三烯素等引發過敏反應、使氣管收縮的物質，還能抑制某些壞的細胞激素生長，維持免疫力，有助於減少氣喘等過敏性疾病發作的強度。

76 多吃豆類，可降低氣喘的發作率？

國內長庚醫院一項研究發現，每周食用超過三次黃豆、豆漿、豆腐、豆皮等豆類食品的氣喘病患，氣喘發作次數比起偶爾食用患者少三二%。國外則有日本、新加坡等針對豆類與過敏氣喘等的研究報告，如多吃味噌湯中的豆腐、攝取較多豆類食物等，可降低體內的發炎物質，使咳嗽、氣喘次數減少，或痰變少等明顯的症狀改善。

豆類之所以能降低氣喘的發作，可能與它所含的豐富營養成分有關，除了多種必需胺基酸、維生素B群和E、鎂、鈣、鐵等常見的免疫成分外，植物雌激素、異黃酮素、皂素也具有特殊的免疫調節作用，有助於減少發炎物質，降低過敏、氣喘發作的機率。因此，建議一星期的飲食中，至少吃兩次以上的豆類食品。

豆類特殊成分	免疫功能
植物雌激素	能刺激免疫細胞正常生長，具有抗發炎的功效，並有免疫調節作用。
異黃酮素	黃豆中的植物性化合物異黃酮素已經確認的達 15 種之多，可降低過敏物質白三烯素的產生，增強抵抗力，透過協助啟動人體的抗氧化系統，間接保護免疫細胞，減少過氧化的傷害。
皂素	可對抗氣管的收縮，從而減輕氣喘的症狀，還能刺激免疫活性，強化抵抗細菌、病毒的能力。對攝取有利的是，這項物質即使加熱烹調也不易被破壞。

Q77 過敏的氣喘患者可以多吃洋蔥？

洋蔥用於氣喘等呼吸道疾病治療的民間偏方，已經獲得實驗研究證實，德國的研究發現，洋蔥能使氣喘發作的機率大約降低一半。洋蔥所含的生物類黃酮成分，能防止引發氣喘、發炎的生化連鎖反應。算一算，洋蔥中的免疫成分還真不少如下表：

洋蔥的吃法變化多端，可煮成濃湯、炒肉絲，或與肉類、蔬菜一起燉炒蒸煮樣樣行，而且價格不貴，盛產期更是便宜，可多加利用這項天然健康的好食材，來對抗過敏，減少氣喘發作的頻率與症狀的不適程度。

免疫成分	免疫功能
槲皮素	1. 抑制過敏物質組織胺的分泌。 2. 保護免疫細胞的完整性與穩定性。 3. 擁有非常優秀的抗氧化能力，保護細胞避免引發過敏發炎反應（以紅洋蔥的含量最高，黃洋蔥次之）。
木犀草素	1. 具有平喘作用。 2. 消炎。 3. 抑制組織胺分泌，緩解過敏症狀。 4. 提高免疫力。 5. 對抗病毒感染。
山奈酚	1. 具抗菌作用，能抑制金黃色葡萄球菌、傷寒桿菌等。 2. 具抗氧化作用，可保護免疫細胞。
含硫化合物	1. 抑制發炎、過敏症狀。 2. 活化 T 細胞與巨噬細胞。 3. 增加自然殺手細胞的數量。 4. 抗菌、殺菌。
硒	1. 活化 T 細胞。 2. 促進抗體的產生。 3. 防止或減少因化學物質引起過敏病症。

不過，若有口臭、便秘、痔瘡等症狀，或是體質燥熱的人則不宜多吃。

異位性皮膚炎

78 聽說寒性食物吃太多，容易引發異位性皮膚炎，那該怎麼辦？

你可能不知道，含有許多優秀的調節免疫、抗過敏成分的蔬果，就是中醫師口中的「寒性食物」之一！前面已提過寒性食物對過敏性鼻炎的影響，其實對各種過敏性疾病都同樣不利，當然也可能引發「愈吃愈癢」的異位性皮膚炎。

這類食物不可能一概不吃，那該怎麼辦？中醫有一套讓食物「轉性」的辦法，來減低食物寒性，患異位性皮膚炎的人在飲食上可善加利用：

❶透過食物間的搭配，寒涼性配溫熱性（溫性食物見下表），例如在炒大白菜時加點薑絲，涼拌菜的醬汁中加入香油等。

❷採燒、煎、炒、爆、炸、烤等烹調方式來轉性。

溫性食物	糯米、堅果類、南瓜、胡蘿蔔、韭菜、荔枝、龍眼等易「上火」食物，以及蔥、薑、蒜、辣椒、八角、肉桂、麻油、醋、咖哩等辛香調味料。

79 異位性皮膚炎患者是否有飲食上的特殊限制？

營養、均衡、健康，是正確的飲食原則，只要符合這個原則，異位性皮膚炎患者「大致上」沒有什麼特殊的飲食限制。不過，別忘了異位性皮膚炎致病原因之一也包括食物，事實上，患有異位性皮膚炎的過敏兒確實比較容易對某些食物發生過敏反應。

除了一些本來就對健康不利、又是高過敏原的油炸、油膩、辛辣、刺激食物，以及已知會引發皮膚炎過敏反應的食物之外，與其聽人家說什麼東西吃了會過敏，小心翼翼避開一堆食物不能吃，反而造成營養失衡、飲食困擾，不如放開心享受食物的美味。

80 塗抹精油可改善異位性皮膚炎病症？

異位性皮膚炎與一般的皮膚炎不同，它是由體內過敏所引發的病症，只能從改善過敏體質、杜絕致病過敏原著手，單從皮膚表層要想達到改善效果，無異於緣木求魚。不過，就異位性皮膚炎在表皮上的搔癢、乾燥、脫屑等問題，是有些辦法可以減輕這些不適症狀，其中，一度傳說在傷處塗抹精油可舒緩皮膚神經，達到止癢效果。

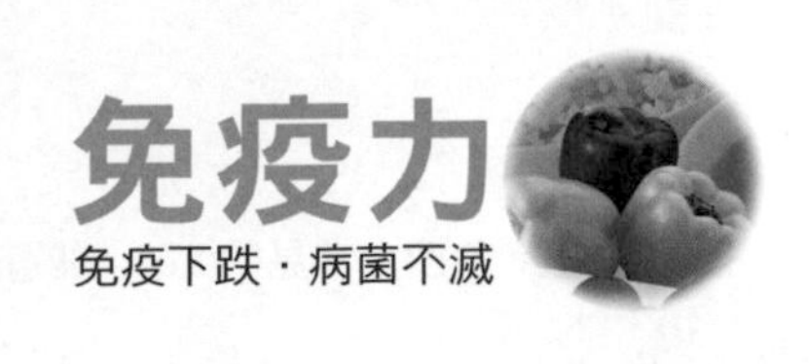

關於這項傳言，醫界人士出面鄭重否認，因為精油屬於刺激性物質，不但無法改善異位性皮膚炎，反而可能過度刺激皮膚而加重症狀，使搔癢情況更形惡化。

對於一般人，精油可能有調節免疫力的助益，但是本身有過敏體質、罹患異位性皮膚炎等過敏性疾病的人，則萬萬不可輕易嘗試。

81 異位性皮膚炎患者可多吃黃橘色蔬果？

黃橘色蔬果有胡蘿蔔、南瓜、地瓜、黃玉米、木瓜、番茄、芒果、鳳梨、橘子、柳橙、葡萄柚等，這類食物多含有β-胡蘿蔔素、β-隱黃素，以及多種植化素等成分。

這些成分對異位性皮膚炎，主要能在皮膚上發揮免疫功能，像大家所熟悉的β-胡蘿蔔素，能在人體內分解生成表皮細胞生長非常重要的成分——維生素A，一方面可守護人體與外界接觸的第一道防線，增強皮膚抵抗力，一方面可促進表皮的復元能力，有助於異位性皮膚炎患者長疹子的皮膚癒合。

因此，異位性皮膚炎患者可善加食用黃橘色蔬果，來增強抵抗力與皮膚復原力。

82 紅（糙）薏仁有助於改善異位性皮膚炎症狀？

民間流傳紅薏仁加冰糖煮水，喝個半年可根治異位性皮膚炎，其實是一種誤解，有些罹患異位性皮膚炎的幼兒，過敏症狀在長大後自然轉好，甚至不再發作，很難因此界定是否此偏方的效果，不過，過敏病症是無法完全「根治」的。

科學研究的確有些發現，紅薏仁的萃取物具有調節免疫機能、抑制過敏反應、殺死癌細胞等的作用。此外，含有維生素B群的紅薏仁，在中醫看來本具去濕健脾的功能，有助於改善異位性皮膚炎的濕疹問題，幫助傷處組織修復。

並非各種薏仁都具有免疫功能，目前以紅薏仁營養價值較高，這種紅薏仁就是未去除麩糠的糙薏仁，其泛紅的表皮正是豐富營養物質的集中處。下回選購薏仁，別忘了這種高營養價值的紅薏仁！

83 食物中毒是否會引起蕁麻疹？

在回答這個問題之前，先來釐清一下什麼是食物中毒，什麼是蕁麻疹。

食物中毒是由食物本身所含具的毒素或病菌所造成的，包括毒貝、毒河豚、毒菇，或肉毒桿菌、金黃色葡萄球菌、沙門桿菌、大腸桿菌、腸炎弧菌等病菌，砷、鉛、銅、汞、鎘等有害重金屬、化學物質或農藥等致病因素。

蕁麻疹則由過敏所引發的過敏性皮膚症狀，一般只有具過敏特殊體質的人食用含有特定致敏成分的食物才會發生，如帶殼海鮮、魚類、花生、核桃等堅果類、奶類等。

發生食物中毒時，皮膚是有可能出現蕁麻疹，特別是由高組織胺所引發的食物中毒，若是發生在慢性蕁麻疹的病患身上，極可能誘發蕁麻疹發作。

84 海鮮容易誘發蕁麻疹？

國人對海鮮有一種莫名的偏好，不但海邊、港口的海鮮店到處林立，釣蝦場、海產店四處可見，甚至一般餐廳的海鮮料理也都非常受歡迎，但是有些人卻無福消受，一吃就冒蕁麻疹，不過也有部分的人卻時癢時不癢。

比起其他食物來說，海鮮特別容易誘發蕁麻疹，主要可能跟它所富含的蛋白質成分有關，在進入人體闖過腸黏膜的阻擋，引發特定體質者出現免疫反應，而在皮膚上冒出蕁麻疹。即使是新鮮現撈的海產，可能也含有少量會引發發炎的物質——組織胺，有些人先天就缺少分解組織胺的酵素，所以特別容易出現過敏性蕁麻疹。

至於有些人時癢時不癢，可能並非真對海鮮過敏，而是海鮮已不新鮮，裡頭含有過多細菌分解而產生的組織胺，導致體內過敏而反應在皮膚上，出現蕁麻疹症狀。此外，附在海鮮上的病菌、寄生蟲含有蛋白質成分，也可能是引發蕁麻疹的因素。

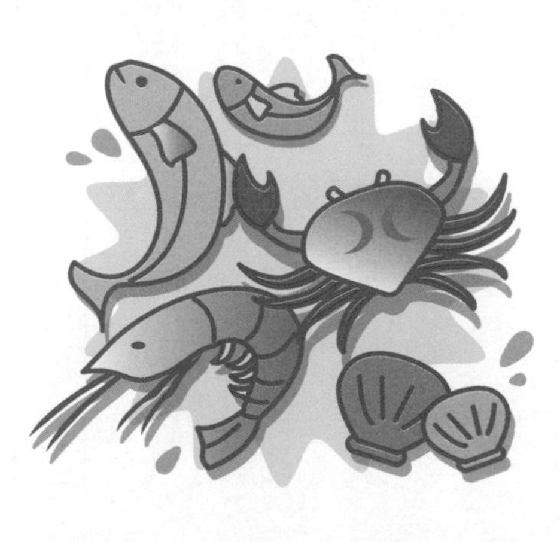

85 蕁麻疹患者應如何注意飲食？

蕁麻疹是過敏性疾病的一種，飲食上的宜忌與其他過敏性疾病並無不同，任何會引發過敏反應的食物，同樣可能引發蕁麻疹，而具有免疫、抗過敏成分的食物，也同樣適合蕁麻疹患者食用。

一般蕁麻疹患者並無特殊的飲食限制，不過若是處於急性蕁麻疹發作期間，若致病原因尚未確認，最好採清淡的飲食，至於帶殼海鮮、魚類等高過敏原食物，在此急性發作期間則避食為佳。

慢性蕁麻疹患者由於常在食用後二十四至三十六小時，才發生過敏反應，因此要確認過敏原並不容易，除了至醫院做食物過敏測試之外，可以自行做飲食日記，觀察自己的過敏反應，觀察期間採清淡且低過敏原飲食，持續三週後，再一樣一樣地加入可能引發過敏反應的食物，以便找出真正的致敏食物，避免日後一再的「誤觸地雷」。

86 民間偏方說韭菜可治蕁麻疹，真的嗎？

民間流傳將韭菜或搗爛，或火烤，然後塗抹傷處，可以治蕁麻疹，這種外敷方法雖然尚未得到科學研究證實，但韭菜對蕁麻疹的改善，並非全屬無稽之談。

就現代營養學來看，韭菜中富含槲皮素、含硫化合物、β-胡蘿蔔素等植化素，以及維生素A。

❶槲皮素，具有抗發炎作用與抗氧化能力，前者可降低過敏引發的蕁麻疹症狀，後者則能保護免疫細胞的完整與穩定性，維持免疫系統正常運作。

❷含硫化合物，除了與槲皮素一樣，具有抗氧化以保護免疫細胞的作用之外，還能抗菌、殺菌，對於受細菌、病毒感染所引發的蕁麻疹有益。

❸β-胡蘿蔔素，是維護皮膚健康非常重要的營養素，β-胡蘿蔔素會在體內轉成維生素A，共同維持皮膚免疫功能，同時具有保護免疫細胞的抗氧化力。

就這些成分看來，韭菜即使無法「治」蕁麻疹，至少也有助於維持免疫功能，減緩因過敏引發的蕁麻疹症狀。

87 過敏體質孕婦發生妊娠蕁麻疹，怎麼辦？

在懷孕後期，有些孕婦會因為快速的生理變化，使肌膚浮出一塊塊的蕁麻疹，時而出現，時而消失，由於奇癢難耐，使人忍不住想抓搔，愈搔愈癢，愈癢愈搔，很容易就抓破皮而受到感染。

但是，這種妊娠蕁麻疹患者不同於一般蕁麻疹病患，患者症狀發作時，腹中還懷有大致已發育成形的胎兒，不能隨意用藥，以免影響胎兒的生長。雖然目前少有研究指證此時期用藥會對胎兒造成負面影響，但為了確保安全起見，應詢專業醫師就診治療，千萬不可自行拿藥解決，尤其是過去曾發生過蕁麻疹的孕婦，懷孕時期不比平常。

類風濕性關節炎

88 服藥的類風濕性關節炎病患，是否有特別的飲食禁忌？

類風濕性關節炎患者服藥期間的飲食，最好能諮詢專業的營養師，因為某些藥物可能會造成生理上的變化，若不留意，恐怕加劇生理反應而形成副作用，有些則可能發生嚴重的營養缺失症，不可不慎。

例如採類固醇藥物治療時，可能出現鈉滯留、骨質疏鬆或食欲大增等的生理變化，這時在飲食上便需做調整，如含鈉量高的鹽、醬油等調味料、加工食品盡量少吃，可多吃含鉀量高的新鮮蔬果，以幫助維持體內的鉀鈉平衡，多攝食豆漿、豆腐、奶類等高鈣食物，並控制食量，避免體重、身材急速變化等。

其他如維生素C、葉酸、鋅、鐵、鉀及磷等營養素，容易因服用藥物而流失，也因多加補充。

89 多吃紅肉，對類風濕性關節炎患者是補？還是害？

紅肉包括牛肉、羊肉、豬肉等肉類。英國曼徹斯特大學的一項醫學研究發現，食用較多紅肉的人，罹患類風濕性關節炎的機率明顯高於一般人，這可能是其中的肉類蛋白誘發了關節炎發作。

原本蛋白質是構成免疫細胞組織最重要的物質，但蛋白質的過度或不當攝取，例如某些蛋白質可能因遭受病菌分解，而產生引發發炎的物質組織胺，而反過來損害免疫系統，造成關節滑膜病變。

按照中醫的說法，認為類風濕性關節炎患者大多屬於濕熱體質，需以清淡飲食來調理，而常用做強身食補藥膳之一的紅肉，屬於腥燥油膩食物，對於類風濕性關節炎患者非但不補，反而有害。

90 類風濕性關節炎病患可以運動嗎？

不少類風濕性關節炎患者因為怕關節疼痛，或擔心造成關節炎惡化，而不敢運動，其實許多研究指出，類風濕性關節炎患者心肺功能與肌耐力普遍較差，易感疲倦，若是不運動，更會加重關節僵硬、無力；反之，在正規治療、飲食調養之外，輔以適當、不劇烈的運動，不但不會加重關節惡化，反而對病情與精神都有正面幫助。

類風濕性關節炎患者在運動前與運動後，皆應進行緩和的暖身運動，一般每週運動至少三次，每次至少半小時。根據研究，

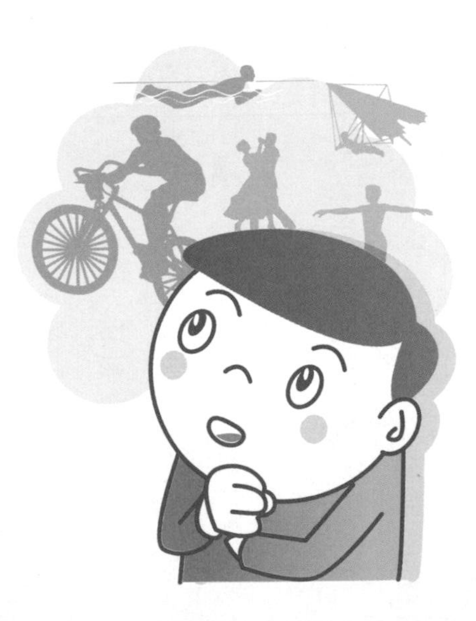

太極拳、導引術、水中運動、騎單車、散步、伸展操，以及低衝擊的有氧運動等溫和的運動，最適合類風濕性關節炎患者。

Q91 類風濕性關節炎患者該怎麼吃？

類風濕性關節炎無法根治，病情時而發作，要穩定、控制病況，最好的方法端賴平日從飲食與生活方面來積極調控。以下是飲食方面的建議：

❶選食易消化的食物。

❷烹調時，調味不要過重，以味道清爽的飲食為主，少吃辛辣刺激食物。

❸熱量食物來源以優質蛋白質與醣類為主。

❹善加攝食富含免疫成分的食物，如含有豐富植化素的新鮮蔬果。

❺少吃易引發發炎反應的食物，如動物油脂、油炸物、油膩食物、不新鮮海鮮和肉類、含食品添加物的食品、加工食品等。

此外，根據中醫師的建議，若屬熱性體質，應多吃綠豆、薏仁、瓜類等寒涼性食物，若是寒性體質，應適量選食溫熱性食物。

92 素食可減緩類風濕性關節炎症狀？

類風濕性關節炎這種自體免疫疾病，並非只會引起關節發炎、腫脹、疼痛而已，其死亡率比一般人高出六成，心血管疾病的罹患率也高出至少三成。

瑞典的一項醫學研究發現，素食可改善、調節免疫系統，有助於減緩類風濕性關節炎的疼痛與其他相關症狀發作，對緩解病情有益。

而且以新鮮蔬菜、水果、堅果種子類食物為主的素食者，比起一般飲食的患者，血中總膽固醇與壞膽固醇含量明顯減少，對防止動脈硬化有益的抗體則明顯增加。已有研究發現，低密度脂蛋白也就是俗稱的壞膽固醇，極可能與免疫系統異常有關，足見素食對類風濕性關節炎的病情，有正面幫助。

93 抗氧化食物對改善類風濕性關節炎有幫助？

類風濕性關節炎是由於人體抵抗細菌、病毒的免疫系統出了狀況，產生過多的抗體，如類風濕性因子RF，不但殺滅細菌、病毒，還會連同自身正常的細胞組織器官都一起破壞。

近年來陸續有研究與實驗發現，補充抗氧化劑，對改善類風濕性關節炎症狀的可能性極大，對患者腫脹、疼痛等症狀都有減緩的效果。而且據抗氧化的作用來看，這類食物有助於保護體內的免疫細胞，減少自由基的衝撞破壞。

但另有一派的研究學者則持保留看法，認為抗氧化食物未必全然有益於免疫力。因為免疫系統在啟動免疫戰爭時，會透過自由基來殺滅細菌、病毒，若是過量攝取抗氧化食物，可能不但無益於免疫系統，還可能反過來壓制免疫力。

老話一句，凡事適量好，過量必有害，對於抗氧化食物的攝取，也是適量就好。

Q94 橄欖油能預防類風濕性關節炎？

橄欖油中含有豐富的營養成分，包括多酚類物質、維生素E，以及鈣、鋅等礦物質，這些成分大多具有優秀的抗氧化能力，可除去破壞細胞的自由基，保護免疫細胞的完整與穩定，有助於降低類風濕性關節炎的罹患率。

一項希臘的研究報告指出，食用較多橄欖油與熟食蔬菜的人比少吃的人，類風濕性關節炎的罹患率大幅減少七五％。這項研究對橄欖油預防類風濕性關節炎的效用，給予正面肯定。

一般來說，純度愈高的橄欖油，所含的抗氧化成分愈豐富，保留的橄欖油風味最為香醇，適合涼拌，對類風濕性關節炎的預防效果也愈好；而精製程度愈高的橄欖油，風味稍遜，適合用於加熱烹調，在精製過程中喪失了較多的營養物質，預防類風濕性關節炎的效果也不及前者佳。

95 深海魚油能改善類風濕性關節炎？

雖說高脂肪食物對人體壞處多多，但同樣屬於脂肪來源的深海魚油卻大不同，因為深海魚油中含有EPA和DHA的Omega-3多元不飽和脂肪酸，可抑制人體內發炎物質的產生，並增強抗發炎效果，有助於改善類風濕性關節炎，緩解症狀發作。

此外，深海魚油還可透過活化體內的抗氧化酵素SOD，以減少自由基對人體組織細胞的破壞，一來可保護免疫細胞避免氧化破壞，一來又可防止發炎反應。

目前已有數篇醫學研究肯定深海魚油的貢獻，其中一篇研究更進一步指出，類風濕性關節炎患者可依體重來補充魚油，每日每公斤體重服用四十毫克，例如體重五十公斤的人可服用兩千毫克，也就是兩公克的魚油，對類風濕性關節炎的臨床症狀有明顯改善效果。

96 紅斑性狼瘡不是免疫力過低所引起？

在回答這個問題之前，先要認清紅斑性狼瘡與免疫系統的關係。

紅斑性狼瘡是自體免疫疾病的一種，足見此病之發作與免疫系統密切相關，但致病過程主要是體內正常的細胞受環境影響而凋亡，免疫系統將這些凋亡的細胞當作異常的來犯敵人，產生自體抗體來除去這些凋亡細胞，一旦自體抗體製造過多，人體抑制不下來，便引發紅斑性狼瘡。

所以，紅斑性狼瘡並非免疫力低下而發作，而是免疫功能異常，所以任何調整免疫的作法，都須詢問醫師，以免病情惡化。

97 苜蓿芽可能引發紅斑性狼瘡？

苜蓿芽是近幾年生機、養生飲食的當紅食物，不少號稱養生專家紛紛鼓吹食用苜蓿芽，有些人甚至一天三餐飲食都有苜蓿芽，這股苜蓿芽旋風不僅帶出健康風潮，也爆發了誘發紅斑性狼瘡的疑慮。

臨床上確實出現多件因長期食用大量苜蓿芽，而使紅斑性狼瘡病情惡化的案例，這是由苜蓿芽中的左旋大豆胺基酸所引發，這項成分會活化免疫細胞，誘發自體免疫反應，致使患有紅斑性狼瘡等自體免疫疾病的病患病情惡化。

不過，目前只有本身已是紅斑性狼瘡患者，被苜蓿芽誘發病症發作的案例，尚未出現一般健康者食用苜蓿芽而罹患紅斑性狼瘡的情況。因此，號稱養生的食物未必適合每個人，即使是一般健康的人，食用也應適量。

98 光敏性食物會誘發紅斑性狼瘡？

光敏性食物，顧名思義就是食用後會引起皮膚對陽光發生敏感反應的食物，包括芹菜、香菜、苜蓿芽、莧菜、馬齒莧，以及九層塔、茴香、當歸、防風等含有補骨脂素成分的食物，都會增加皮膚的光敏感性。

而紅斑性狼瘡病患會對陽光敏感，食用光敏性食物後照射到太陽，陽光中的紫外線的確可能誘發抗ＤＮＡ的自體抗體大量產生，因而發病。

所以，除了少吃光敏性食物之外，外出時最好能戴帽或撐傘，避免受到陽光中紫外線的直射而發病，使病情加重。

99 紅斑性狼瘡病患可以吃十全大補湯來補身體嗎？

國人習慣生病或身體虛弱就用藥膳補補身，所以什麼薑母鴨、當歸雞、羊肉爐、十全大補湯等等攤位店面，街頭林立。

一般人吃吃補補，若是稍寒或稍微上火，頂多流流鼻血、破嘴皮也就算了，最怕就是有病亂補，小病補成大病，重病補成病危，對紅斑性狼瘡病患尤其需要當心這一點。

前面提過紅斑性狼瘡是免疫系統為了自衛過度反應，本身的免疫力不只「夠強」，還「過強」，在這種情況下胡亂補食，原本具有特定療效的中醫藥膳，如含有類雌激素、異黃酮素等，這時會反過來變成使病情惡化的病因。

要吃藥膳補食不是不行，最好能給專業的中醫師診斷，並諮詢營養師與正規治療的專科西醫師，由這些臨床專家們來判斷你適不適合進補，該補什麼。

100 抗老化的營養保健品DHEA，也可以改善紅斑性狼瘡？

DHEA翻譯為「去氫表雄酮」、「去氫表雄脂酮」、「脫氫表雄甾酮」，又稱「活力激素」，其實人體內也能製造，它是一種由腎上腺分泌的荷爾蒙，會轉成雄性素與雌性素，隨著年齡增長，體內的DHEA含量逐漸下降，伴隨而來的是種種老化的現象，因此研發成保健補充品，頗受歡迎，而成為抗衰老的營養聖品。更有研究證實，補充DHEA，可改善多種因老化所引發的免疫力疾病，還有研究指出，DHEA可刺激人體內製造抗菌、抗病毒的免疫細胞，與免疫防禦系統中的暗殺部隊——自然殺手細胞。

此外，這項營養保健品還風靡運動界，因為DHEA能促進人體生產睪丸酮，有助於增進肌肉生長的速度，幫助建造肌肉，還可增加精力與抗壓力。

近年來更發現DHEA的功能不僅如此，對治療輕微到中度的紅斑性狼瘡症狀，也具有相當程度的療效，對於紅斑性狼瘡患者可能是一大福音，因此目前正積極研發成處方藥物。

據醫界的研究發現，DHEA能改善紅斑性狼瘡女性患者的病情，而且服用類固醇藥物的病患本來就容易出現骨質加速流失的問題，若適逢更年期又患有紅斑性狼瘡的女病患，更是雪上加霜，DHEA可增加骨質密度，有助於改善此疾所引發或加重的骨質疏鬆不適症狀。

在臨床人體試驗上，每日服用兩百毫克DHEA的紅斑性狼瘡病患，其病況能獲得有效的控制，感染與急性發作率明顯降低，且半年後即可減少類固醇的用藥劑量。唯一出現的副作用僅是輕微的青春痘。

不過，紅斑性狼瘡患者可別高興過了頭，自行跑去藥房購買，因為目前市面上所販售的DHEA營養保健品，其原料來源未有特別管制，藥效不一，且用途不同，可能含有其他不利紅斑性狼瘡病況的成分，所以服用與否，還是得請教你的醫師或專業營養師。

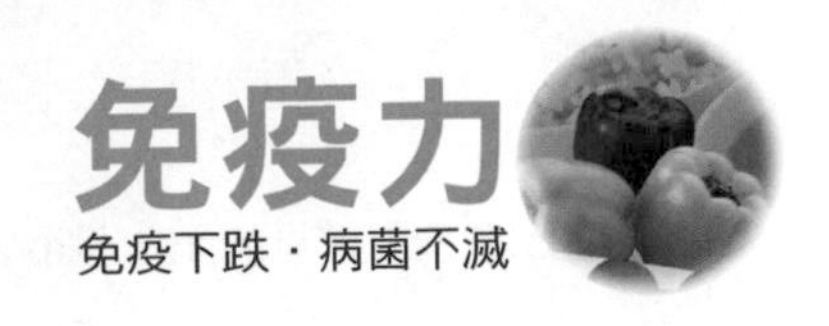

101 紅斑性狼瘡患者的日常飲食有何建議？

紅斑性狼瘡病患的日常飲食，除了維持身體的運作之外，也擔負控制病情不使惡化的目的，因此，下表根據病情給予飲食的建議，更精確的飲食建議，還得視病患實際病情，最好請教專科醫師或營養師。

就一般的紅斑性狼瘡患者，常因需服用類固醇藥物，造成許多的副作用，如月亮臉、水牛肩等不正常的脂肪堆積，也會促使骨質的流失，並抑制腸道對鈣質的吸收，所以飲食上的許多禁忌或補充，也會將服藥的情況也考量進來。

一般病患	併發腎功能受損患者
1. 營養、飲食均衡。 2. 飲食清淡。 3. 多吃新鮮蔬果。 4. 多攝取高鈣食物，如小魚乾、牛奶、優酪乳、深綠色蔬菜等。 5. 多吃高鐵食物，如海藻類、花生、芝麻、蓮子等堅果種子類、動物內臟、紅肉類、枸杞等。 6. 喝適量的水分。 7. 少吃高脂肪、高膽固醇食物。 8. 少吃含糖的精製食品，如甜點、蛋糕、餅乾等。 9. 少吃高熱量食物，以免體重快速上升。 10. 少吃醃漬食品。 11. 盡量避免菸、酒與刺激性食物。	1. 控制蛋白質的攝取。 2. 限制鹽分、高鉀食物的攝取，如地瓜、南瓜、芋。頭、馬鈴薯等根莖類，豆類、多種瓜果、竹筍、菠菜、空心菜、香菜、九層塔等蔬菜類，花生、核桃、瓜子等堅果種子類，醬油、番茄醬、雞精、牛肉精等調味料等。 3. 若出現水腫情況，應採低鈉飲食，並限制水分攝取。 4. 少喝咖啡和茶。

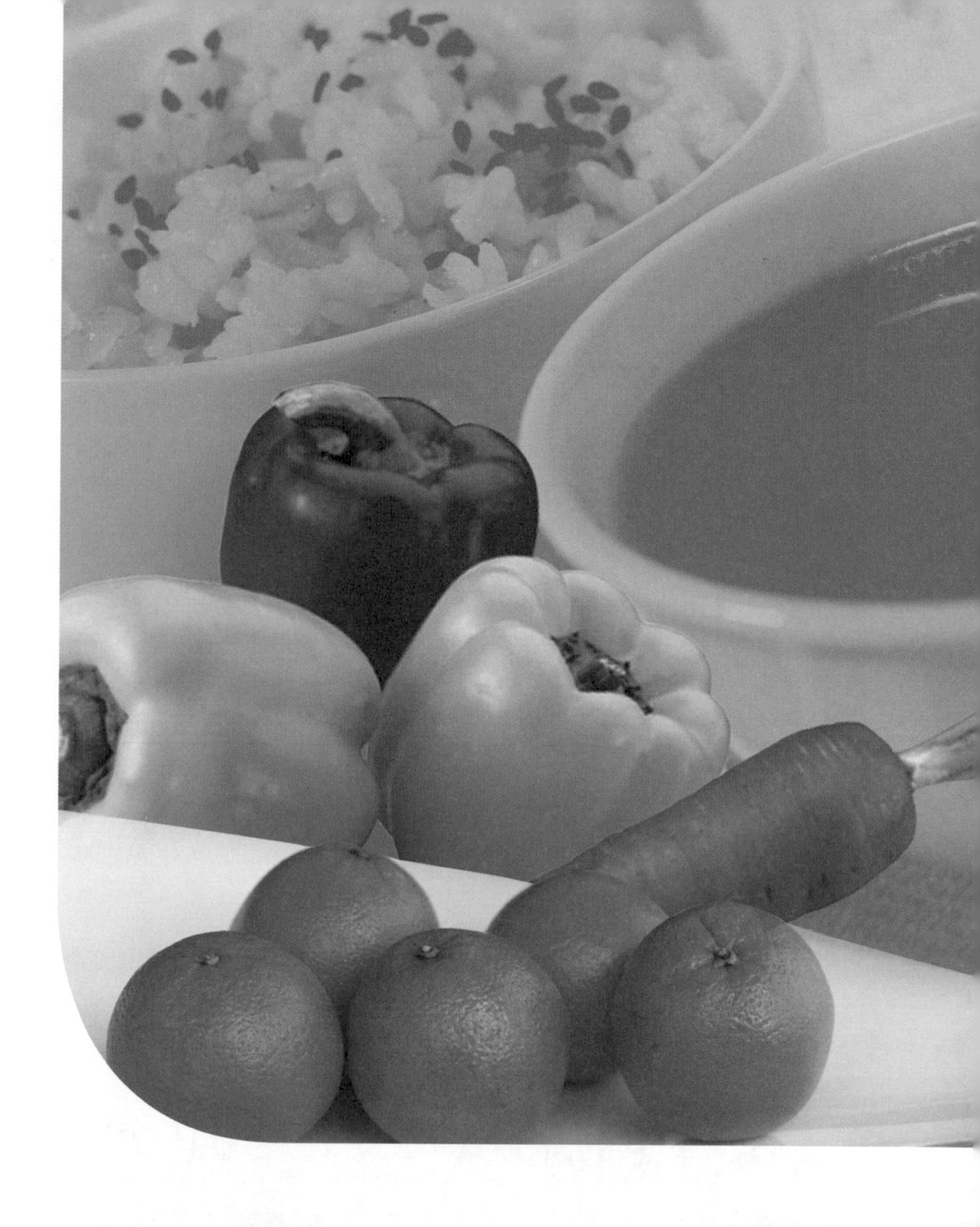

附　錄

APPENDIX

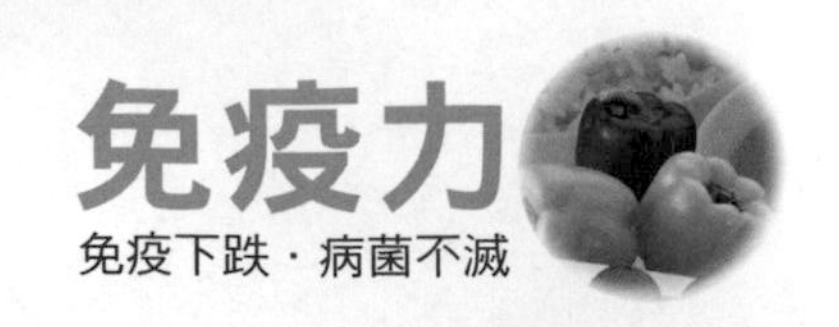

一 特別精選 20 種【提升免疫力食材】

1	黃豆	11	番茄
2	果醋	12	菠菜
3	燕麥	13	洋蔥
4	糙米	14	番薯葉
5	綠茶	15	胡蘿蔔
6	香菇	16	蘋果
7	紫蘇	17	木瓜
8	深海魚	18	柳橙
9	優酪乳	19	奇異果
10	花椰菜	20	葡萄柚

註：以上用量使用前請先諮詢專業營養師。

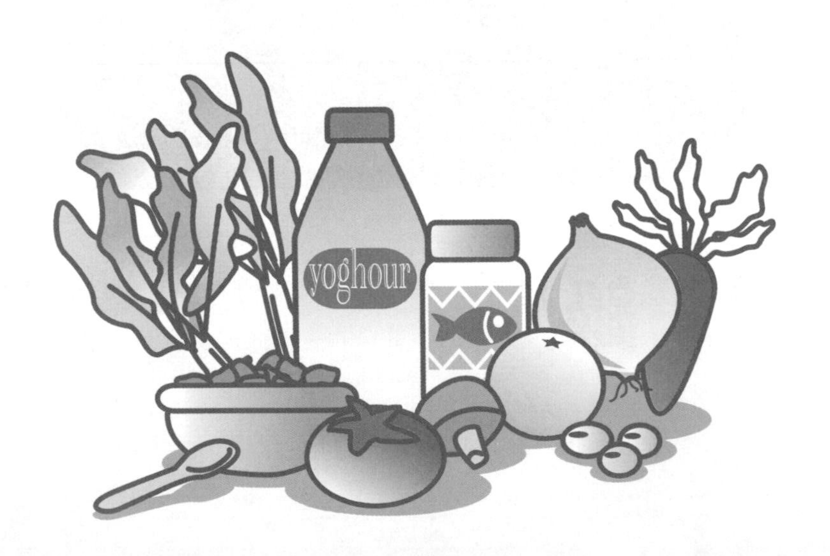

二 最新收錄 10 種【提升免疫力保健食品】

1	胺基酸	6	啤酒酵母
2	冬蟲夏草	7	益生菌
3	鯊魚軟骨	8	螺旋藻
4	乳清蛋白	9	綜合多酚
5	巴西蘑菇	10	樟芝

註：以上產品使用前請先諮詢專業營養師。

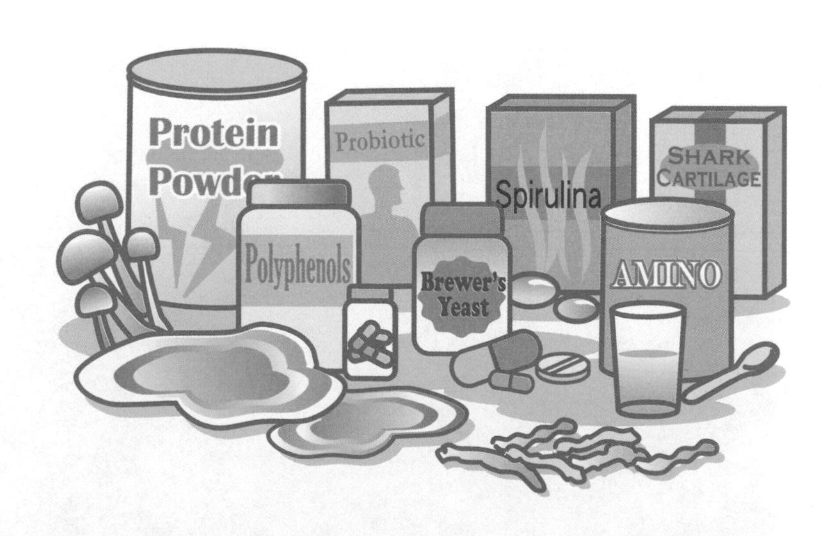

三 營養師建議 10 道【增強免疫力食譜】

豆漿蛋花

材料：

豆漿……………1杯（約300cc）

雞蛋……………………………………1顆

作法：

❶ 豆漿先以小火加熱至稍微滾沸。

❷ 將蛋打勻，倒入作法❶的豆漿中，邊倒邊輕輕攪拌，至蛋花呈膨鬆狀即可熄火飲用。

營養師叮嚀 豆漿和蛋的所組成的胺基酸，為人體所需的必須胺基酸，是免疫細胞形成的重要成份。

山藥排骨粥

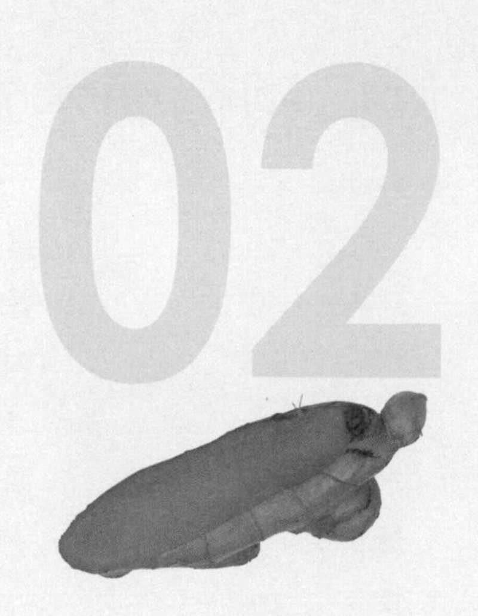

材料：

山藥................................300公克
排骨................................600公克
五穀米................................1量杯
水................................5量杯
薑片................................少許
鹽................................少許

作法：

❶ 山藥去皮、洗淨，切小塊；排骨洗淨，汆燙去除血水；五穀米洗淨，先浸泡約2小時備用。

❷ 將作法❶的所有材料，以及水、薑片一起放入電鍋中煮熟，電鍋開關跳起後繼續燜一下，最後再加入鹽調味即可。

營養師叮嚀 山藥有調整代謝，活化免疫細胞的功能。

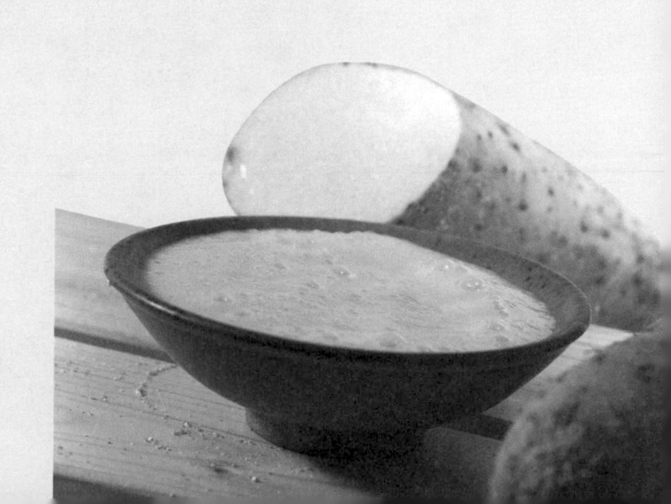

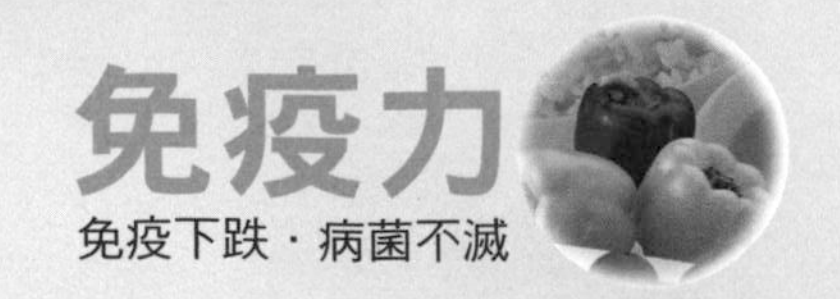

薏仁枸杞糙米粥

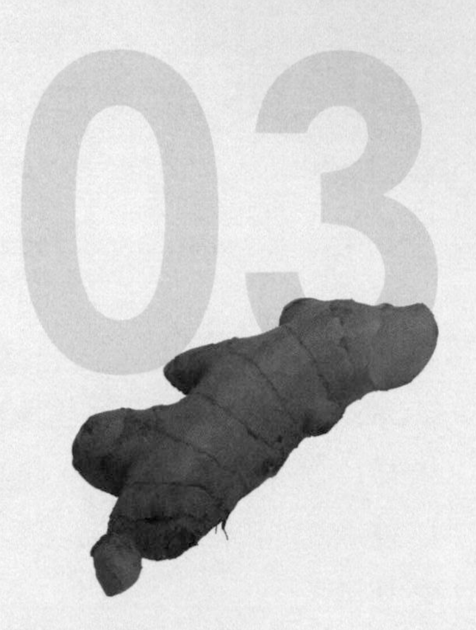

♥ 材料：

糙米……1/2量杯
紅薏仁……1/2量杯
枸杞……1大匙
生薑片……5片
水……適量
鹽……少許

♥ 作法：

❶ 糙米洗淨，浸泡約2小時；薏仁、枸杞分別洗淨備用。

❷ 作法❶所有材料與生薑片、水一起放入電鍋中煮熟，待電鍋開關跳起後再燜一會，最後以鹽調味，即可食用。

營養師叮嚀 紅薏仁有改善異位性皮膚炎的功效，枸杞所含的胡蘿蔔素可以保護上皮組織。

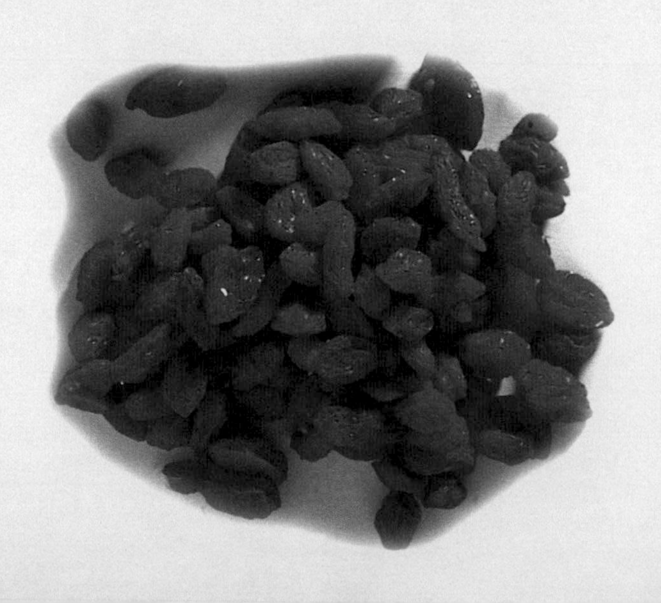

豌豆炒洋菇

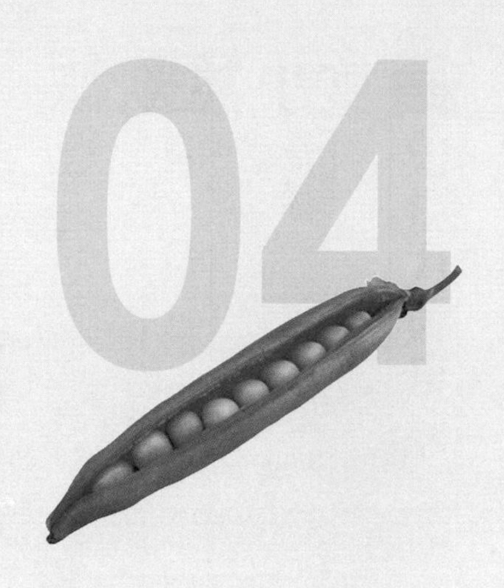

♥ 材料：

豌豆……200公克
胡蘿蔔……60公克
洋菇……60公克
鹽……1小匙
香油……1小匙
胡椒粉……1小匙

♥ 作法：

❶ 豌豆洗淨，去頭去尾去筋絲；胡蘿蔔洗淨、去皮，切絲；洋菇洗淨，以開水氽燙一下，撈起瀝乾備用。

❷ 少許油熱鍋，放入作法❶的所有材料炒熟，放入鹽、香油、胡椒粉調味拌勻即可。

營養師叮嚀 豌豆所含的纖維可以加速排除毒素，降低細胞受損的機率；洋菇有活化免疫細胞的功能。

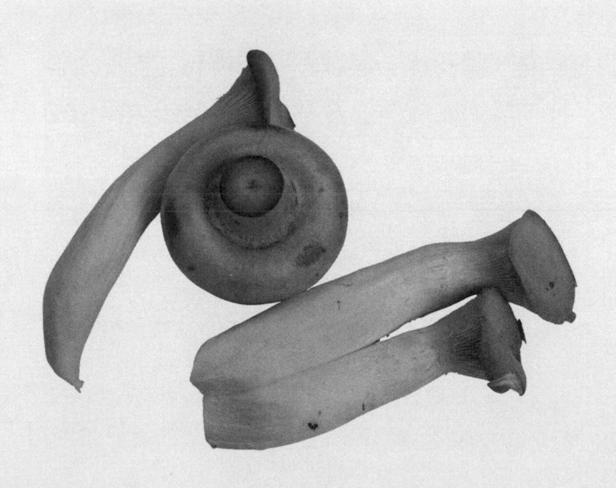

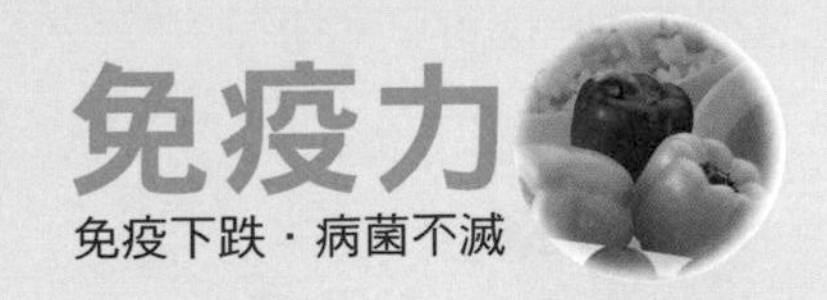

蔬食小魚炊飯

05

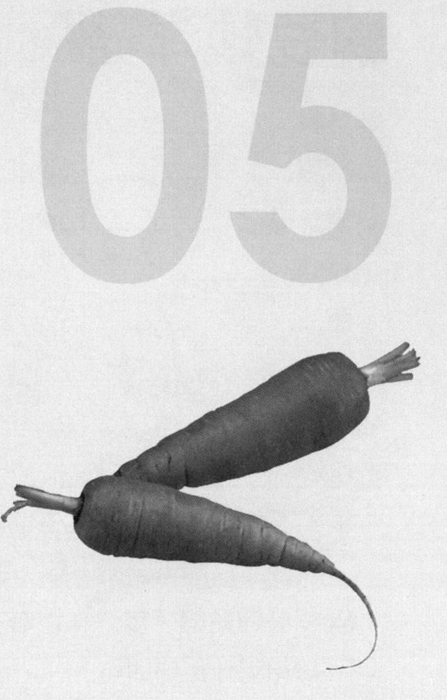

材料：

米……………………………………2量杯
胡蘿蔔…………………………… 1/2條
牛蒡……………………………… 1/3條
乾香菇………………………………3朵
昆布……………………………40公分
小魚…………………………100公克
日式醬油……………………………2大匙
芝麻油………………………………1大匙
鹽……………………………………1小匙
水……………………………………2杯

作法：

❶ 將米洗淨；胡蘿蔔去皮、切丁；牛蒡去皮、切丁，浸泡於加醋的水中，以免變黑；乾香菇與昆布分別洗淨、泡軟，切丁；小魚洗淨備用。

❷ 將米、日式醬油、砂糖、鹽和水一起放入電鍋拌勻，再擺上作法❶的其他材料，按下電鍋開關將飯煮熟，開關跳起後再燜約10分鐘即可。

營養師叮嚀▸魚油可以減輕發炎症狀，香菇多醣體是促進免疫力提昇的有效成份。

高麗菜卷

06

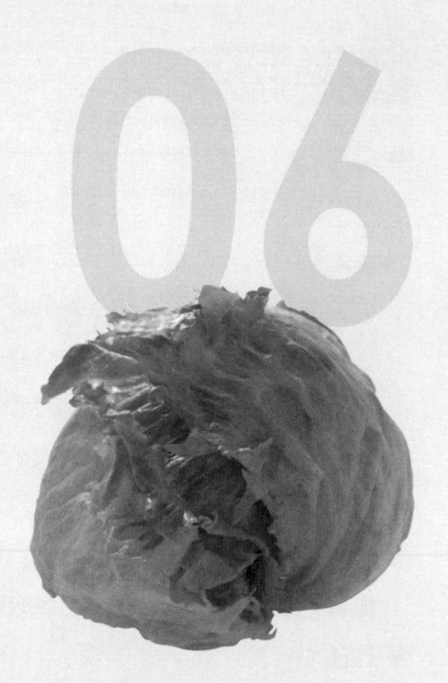

♥ 材料：

高麗菜........................200公克
胡蘿蔔..........................50公克
乾香菇................................2朵
蝦仁............................100公克
瘦肉............................100公克
高湯................................適量
醬油..............................1大匙
鹽...................................適量
太白粉...........................2小匙

♥ 作法：

❶ 將高麗菜一片片完整撕下，洗淨；乾香菇洗淨、泡軟，切小丁；蝦仁與瘦肉攪打成泥狀備用。

❷ 將高麗菜過熱水燙軟，攤平，放上肉泥與香菇丁捲起，放入蒸鍋以大火蒸約10分鐘。

❸ 將高湯、醬油、鹽與太白粉先混勻，再一起加熱，最後淋在菜卷上即可。

營養師叮嚀 高麗菜所含的硫化物，可調節雌激素，減少細胞癌化。

歡樂蔬菜束

07

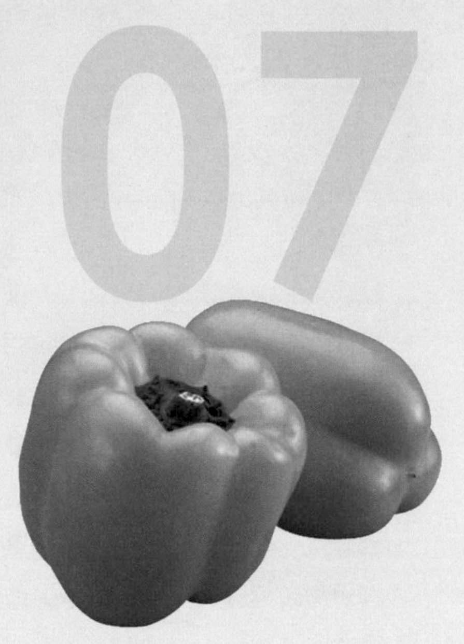

♥ 材料：

紅、黃、綠色彩椒.........各1/4顆
玉米筍..................................1條
紫色高麗菜...................100公克
小黃瓜..................................1條
蘋果.................................. 1/2顆
核桃..................................1大匙
梅子粉................................少許
新鮮檸檬汁........................少許
橄欖油................................少許

♥ 作法：

❶ 將三色彩椒、玉米筍、紫色高麗菜、小黃瓜分別洗淨，切成細長條狀；蘋果洗淨、去皮，切成細長條狀，放入鹽水中浸泡備用。

❷ 將梅子粉、新鮮檸檬汁、橄欖油一起拌勻成調味醬汁備用。

❸ 取一透明玻璃杯，將作法❶的所有材料放入杯中，撒入核桃，淋上作法❷的調味醬汁，即可食用。

營養師叮嚀 玉米所含的玉米黃素有抗氧化的功能，可減少免疫細胞受到自由基的破壞。

南瓜食補湯

♥ 材料：

南瓜……………………100公克
白果……………………數顆
淮山……………………20公克
芡實……………………10公克
茯苓……………………10公克
黨參……………………5公克
水……………………適量
蔥……………………適量
薑……………………適量
蒜……………………適量
鹽……………………適量
油……………………少許

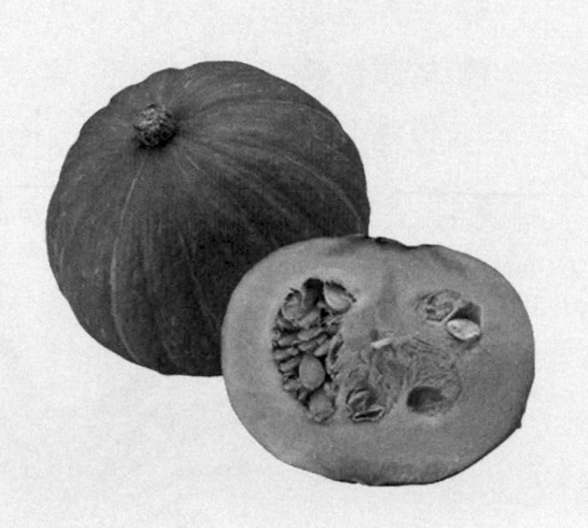

♥ 作法：

❶ 將南瓜洗淨，切大塊；白果等中藥材洗淨；蔥切小段；薑切片；蒜拍開。

❷ 將白果等中藥材與適量的水一起先用大火煎煮至滾，再改小火慢燉，1小時後熄火，濾去中藥材。

❸ 煮一鍋滾水，放入作法❶的南瓜塊以及作法❷的藥汁，連同蔥、薑、蒜、鹽和油一同燜煮至熟透，即可食用。

營養師叮嚀 南瓜含有高量的胡蘿蔔素，可降低免疫細胞受到活性氧的攻擊。

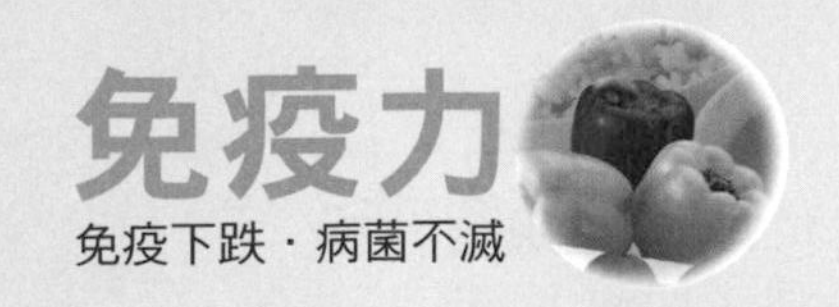

紫蘇梅鳳梨蘋果汁

09

♥ 材料：

紫蘇梅……3顆
鳳梨……1/6顆
蘋果……1/2顆

♥ 作法：

❶ 紫蘇梅去籽；鳳梨、蘋果洗淨，切丁備用。
❷ 將作法❶所有材料放入果汁機，斟酌加入少許冷開水一起攪打成汁即可，飲用時最好連纖維渣也一起吃下。

營養師叮嚀 鳳梨及蘋果含有多種酵素，可活化身體機能，強化免疫力。

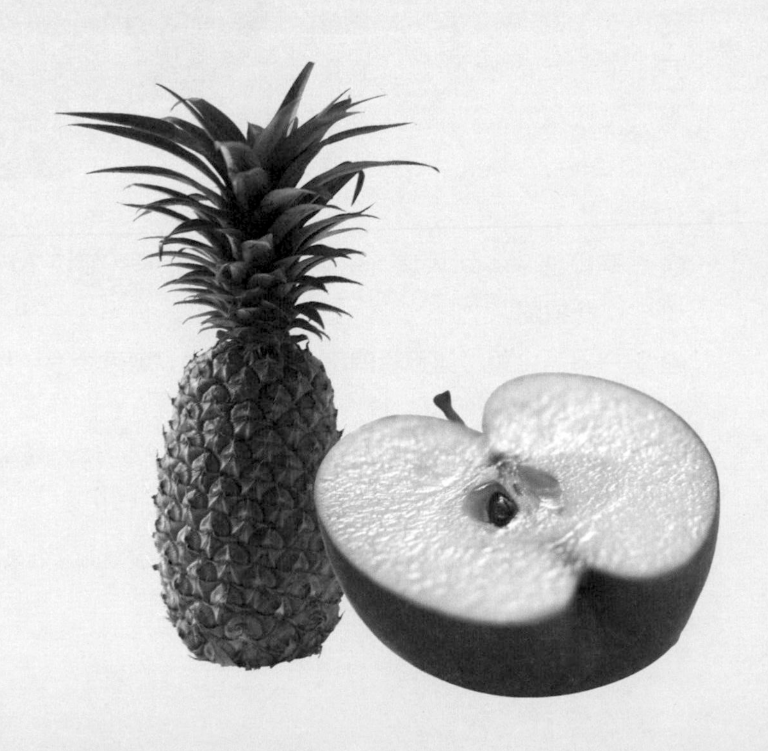

活力多果汁

10

♥ 材料：

葡萄 ....15 顆
柳丁 ....1 顆
檸檬.................................1/2顆

♥ 作法：

❶ 葡萄徹底洗淨外皮；柳丁、檸檬去皮，保留白色內層皮備用。
❷ 將作法❶的所有材料一起放入果汁機，連皮帶籽打成汁，即可飲用。

營養師叮嚀，葡萄皮所含的白藜蘆醇是有效的免疫細胞活化劑，柳丁和檸檬所含的類黃酮，可以促進免疫細胞增生。

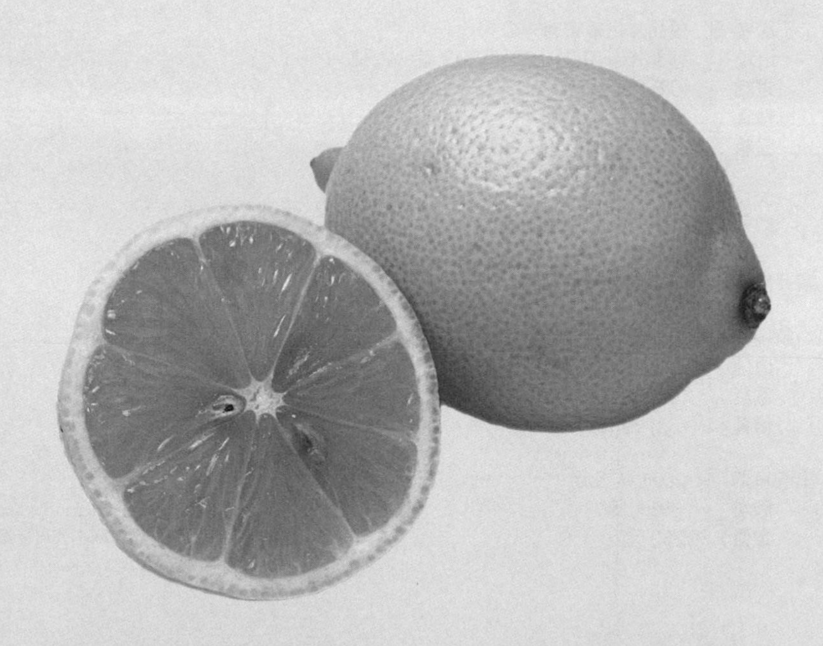

著作權聲明
本書之封面、內文、編排等著作權或其他智慧財產權均歸優品文化事業有限公司之權利使用，未經書面授權同意，不得以任何形式轉載、複製、引用於任何平面或電子網路。

商標聲明
本書中所引用之商標及產品名稱分屬於其原合法註冊公司所有，使用者未取得書面許可，不得以任何形式予以變更、重製、出版、轉載、散佈或傳播，違者依法追究責任。

版權所有 · 翻印必究

免疫力的預防與健康管理 / 醫學菁英社著 .
-- 一版 .-- 新北市 : 優品文化，2021.05 ;
232 面 ; 15x21 公分（Health ; 07）
ISBN 978-986-06127-4-5（平裝）
1. 健康法 2. 免疫力
411.1 110000957

Health 07

免疫力的預防與健康管理

編著 醫學菁英社
總編輯 薛永年
美術總監 馬慧琪
文字編輯 董書宜
美術編輯 黃頌哲
封面插畫 王甜芳

上優好書網
FB 粉絲專頁

出版者 優品文化事業有限公司
地址 新北市新莊區化成路 293 巷 32 號
電話 (02) 8521-2523
傳真 (02) 8521-6206
信箱 8521service@gmail.com
(如有任何疑問請聯絡此信箱洽詢)

印刷 鴻嘉彩藝印刷股份有限公司

業務副總 林啟瑞 0988-558-575

總經銷 大和書報圖書股份有限公司
地址 新北市新莊區五工五路 2 號
電話 (02) 8990-2588
傳真 (02) 2299-7900

出版日期 2021 年 5 月
版次 一版一刷
定價 250 元

Printed in Taiwan
書若有破損缺頁，請寄回本公司更換